ARCHIV FÜR TIERERNÄHRUNG

UNTER MITWIRKUNG VON

Prof. Dr. Dr. W. Lenkeit, Göttingen. Prof. Dr. K. Nehring, Rostock
Prof. Dr. Dr. Dr. h. c. Dr. h. c. A. Scheunert, Potsdam-Rehbrücke
Prof. Dr. Dr. W. Wöhlbier, Stuttgart-Hohenheim

HERAUSGEGEBEN VON

ERNST MANGOLD
Prof. Dr. med. Dr. phil. Dr. med. vet. h. c. Dr. agr. h. c.
Direktor des Instituts für Tierernährungslehre
der Humboldt-Universität Berlin

2. BAND
MAI-JUNI 1952
HEFT
6

AKADEMIE-VERLAG·BERLIN

ARCH. TIERERNÄHRUNG · 2. BAND · NR. 6 · S. 327–394 · BERLIN · MAI-JUNI 1952

INHALT

Das Archiv für Tierernährung erscheint zweimonatlich in Heften zu 64 Seiten im Format 17,5 × 25 cm. Der Preis des Heftes beträgt DM 8,50. 6 Hefte werden zu einem Band vereinigt. Der Besteller muß sich zur Abnahme eines Bandes verpflichten. Die Hefte werden jeweils einzeln berechnet. Im Jahre erscheint nicht mehr als 1 Band. Bestellungen werden direkt an den Akademie-Verlag GmbH., Berlin NW 7, Schiffbauerdamm 19 oder über eine wissenschaftliche Buchhandlung erbeten.

Manuskriptsendungen — zugelassen sind die vier Kongreßsprachen — sind an den Herausgeber, Herrn Prof. Dr. Ernst Mangold, Berlin N 4, Invalidenstr. 42, zu richten. Mit der Veröffentlichung geht das alleinige Verlagsrecht an das Archiv für Tierernährung über. Daher müssen Arbeiten, die bereits an anderer Stelle veröffentlicht worden sind, zurückgewiesen werden. Die Verfasser verpflichten sich, Manuskripte, die vom Archiv für Tierernährung angenommen worden sind, nicht an anderer Stelle zu veröffentlichen.

Die Verfasser erhalten von größeren wissenschaftlichen Arbeiten 50 Sonderdrucke unentgeltlich. Den Manuskripten beiliegende Zeichnungen müssen sauber, in zweifacher Größe ausgeführt sein. Wenn sie nicht voll reproduktionsfähig nach den Vorschriften des Normblattes DIN 474 eingereicht werden, ist die Beschriftung nur mit Bleistift einzutragen. Zur Herstellung von Netzätzungen sind nur einwandfreie Photographien brauchbar.

Für alle Literaturzitate sind die Vorschriften des Normblattes DIN 1502 und 1502 Beiblatt I maßgebend. Die Zitate müssen den Verfasser (mit den Anfangsbuchstaben der Vornamen), den vollständigen Titel der Arbeit und die Quelle mit Band, Seitenzahl und Erscheinungsjahr enthalten. Das Literaturverzeichnis soll alphabetisch geordnet sein.

Herausgeber und verantwortlich für den Inhalt: Prof. Dr. med. Dr. phil. Dr. med. vet. h. c. Ernst Mangold, Berlin N 4, Invalidenstraße 42 (Fernruf 42 96 64). Verlag: Akademie-Verlag GmbH., Berlin NW 7, Schiffbauerdamm Nr. 19 (Fernruf: 42 55 71); Postscheckkonto: 350 21. Bestell- und Verlagsnummer dieses Heftes: 1010/II/6. Das Archiv für Tierernährung erscheint vorläufig jährlich in 1 Band zu 6 Heften. Bezugspreis je Einzelheft DM 8.50, ausschließlich Porto und Verpackung. Satz und Druck: Robert Noske, Borna (Bez. Leipzig). Veröffentlicht unter der Lizenz-Nr. 1213 des Amtes für Literatur und Verlagswesen der Deutschen Demokratischen Republik. Printed in Germany.

ARCHIV FÜR TIERERNÄHRUNG

UNTER MITWIRKUNG VON

Prof. Dr. Dr. W. Lenkeit, Göttingen. Prof. Dr. K. Nehring, Rostock
Prof. Dr. Dr. Dr. h. c. Dr. h. c. A. Scheunert, Potsdam-Rehbrücke
Prof. Dr. Dr. W. Wöhlbier, Stuttgart-Hohenheim

HERAUSGEGEBEN VON

ERNST MANGOLD
Prof. Dr. med. Dr. phil. Dr. med. vet. h. c. Dr. agr. h. c.
Direktor des Instituts für Tierernährungslehre
der Humboldt-Universität Berlin

2. BAND

1952

AKADEMIE-VERLAG · BERLIN

ARCH. TIERERNÄHRUNG · 2. BAND HEFT 1—6 · BERLIN · JULI 1951 BIS JUNI 1952

Inhalt des 2. Bandes

Aus dem Institut für Tierzucht und Tierfütterung der Universität Bonn
(Direktor Prof. Dr. G. ROTHES)

H. HAVERMANN und H. W. SCHARPENSEEL

UNTERSUCHUNGEN ÜBER DIE PHOSPHORAUFNAHME UND -ABLAGERUNG JUNGER SCHWEINE DURCH ETIKETTIERUNG MIT ^{32}P

Die Stoffwechseluntersuchungen an Tieren durch G. V. HEVESY u. a. Autoren mit Radioisotopen der physiologisch wichtigen Elemente eröffneten der Tierphysiologie und besonders auch der Tierernährungslehre mit der Verwendung künstlich radioaktiver Stoffe als Indikatoren ein neues reiches Forschungsgebiet [6].

Diese Indikatormethode wurde in der Folgezeit geradezu unentbehrlich für Transport- und Austauschstudien, zur Beobachtung von Diffusions-, Verteilungs- und Umsetzungsvorgängen, sowie zur Mengenermittlung nach dem Verdünnungsverfahren usw., um nur einige Anwendungsgebiete in der Physiologie herauszugreifen.

Bei Stoffwechselversuchen gestattet sie, die Vorgänge nicht nur bilanzmäßig, sondern in allen Einzelheiten und in Bezug auf Ein- und Auswanderungsgeschwindigkeiten hin zu erkennen [1]. Besonders das instabile Phosphorisotop ^{32}P fand mit seiner günstigen Halbwertszeit von 14,3 Tagen und seiner Zerfallsenergie von 1,712 MeV vielfach als β-Strahler ($^{32}_{15}P \rightarrow {}^{32}_{16}S + \beta^-$) [3] Verwendung zur Indikation medizinischer und physiologischer Phosphorwirkungen.

SCHUBERT [7] gibt die Höchstmenge an strahlender Substanz, die an ein Versuchstier appliziert werden kann, mit 0,1 mC/kg Lebendgewicht als Faustregel an, wobei beachtet werden muß, daß die Strahlendosis in Röntgeneinheiten noch abhängt von der spezifischen Zerfallsenergie jedes einzelnen radioaktiven Elementes. RIEZLER [6] empfiehlt, etwa ein markiertes Atom auf 10^{10}—10^{15} normale Atome, deren Verhalten im Organismus untersucht werden soll, zu verabreichen.

Es ist eindeutig festgestellt, daß sich isolierte Isotope physiologisch genau wie natürliche Elemente und ihre Isotopengemische verhalten [4]. Die lokalen Umstellungen im Stoffwechsel, die überall dort zu erwarten sind, wo durch Aussendung eines Teilchens aus dem instabilen Isotop ein anderes Element entsteht, sind wegen der geringen Anzahl dieser neugebildeten isobaren Kerne zu vernachlässigen. Strahlenschäden aber sind nur bei Überdosierung in längeren Versuchen an den Hauptablagerungsstätten möglich und meist durch gestaffelte Applikation zu vermeiden oder abzugrenzen.

Versuchsanstellung

So verabreichten wir oral an ein 9 Wochen altes Ferkel neben den üblichen Rationen (2 × täglich 1 l Milch + 350 g Gerstenschrot) in zwei Portionen insgesamt etwa 1,8 mC trägerfreien ^{32}P als H_3PO_4. Am Tage nach der Verfütterung konnte mit dem Geiger-Zählrohr am ganzen Tierkörper eine starke Strahlung festgestellt werden, was bei der geringen Reichweite und Durchdringungsfähigkeit der β-Strahlung eine Einwanderung des Phosphors bis in die Oberfläche des Tierkörpers anzeigte. 60 Stunden nach der Applikation des ^{32}P wurde das Versuchstier geschlachtet und zerlegt. Folgende Organe, Gewebe und Körperbestandteile kamen zur Untersuchung auf ihre anteilige ^{32}P-Aufnahme: 1. Blut, 2. Skelett, 3. Borsten, 4. Klauen, 5. Haut und Unterhautfett, 6. Fleischteile, 7. Därme, 8. Hirn, 9. Herz, 10. Lunge, 11. Leber, 12. Pankreas mit anhängendem Fett, 13. Magen, 14. Milz, 15. Niere, 16. Harnblase.

Als Einwaage wurde beim Blut 20 cm^3, beim Skelett 0,5 g und bei den übrigen Organen 5 g gewählt. Die Messungen geschahen mit dem Frieseke und Höpfner-Gerät FH 44 (β-Zählrohr 3 mg/cm^2). Außerdem wurden von Hirn, Herz, Muskelfleisch, sowie von der Leber, Milz, Lunge und Niere nach vorherigem Einfrieren Mikrotomschnitte hergestellt und autoradiographisch ausgewertet unter Verwendung von feinkörnigen Röntgenfilmen bei 30 Stunden Belichtungszeit. Bandsägenpräparate der Knochenepi- und -diaphysen zeigten nach 10 Stunden Einwirkungszeit die besten Ergebnisse.

Die verschiedenen Organe und Gewebe wurden zunächst gewogen, dann einzeln mit Hilfe eines Fleischwolfes und Starmix zerkleinert und gut durchgemischt. Sodann wurde eingewogen, getrocknet und verascht. Die Asche wurde in schwefelsäurehaltiger Salpetersäure gelöst und filtriert. Wir fällten die Phosphorsäure nun zuerst als Phosphor-Ammonmolybdat nach v. LORENZ, dekantierten am nächsten Tag mehrfach mit 2%iger NH_4NO_3-Lösung, brachten den Niederschlag mit lauwarmem, 10%igem NH_4OH wieder in Lösung und fällten die Phosphorsäure zur Vermeidung des voluminösen gelben Niederschlags, der nur hohe Korrekturen bei der Messung der Aktivität notwendig gemacht hätte, wieder als $MgNH_4PO_4$ aus. Nach Absetzen über Nacht wurde der Niederschlag auf einem kleinen Rotbandfilter mit Hilfe eines Filtertrichters unter Absaugen gesammelt, mit 2,5%iger Ammoniaklösung mehrfach gewaschen, getrocknet, im Geiger-Müller-Zählrohr gemessen, verascht zu $Mg_2P_2O_7$ und zur Wägung gebracht. Der Filtriertrichter wurde in seiner aktiven Filtrationsfläche eigens auf den Durchmesser der zur Aufnahme des Präparats dienenden Kreisfläche des Präparatenträgers abgestimmt und aus Plexiglas gedreht. Diese Vorrichtung erwies sich nach Untersuchungen von L. V. ERICHSEN, dem wir an dieser Stelle für seine wertvollen Hinweise unsern Dank aussprechen, dem Abzentrifugieren in Zentrifugengläsern mit auswechselbarem Boden überlegen (Abb. 1 a—c). Auch der gesammelte $MgNH_4PO_4$-Niederschlag wurde nach dem Messen seiner Aktivität gewogen (Tabelle 1, Spalte 2) zur späteren Korrektur der Impulszahl auf Präparatendicke. Aus dem $Mg_2P_2O_7$-Niederschlag errechneten wir nun den P_2O_5-Gehalt des Organs (Spalte 4), sowie die Gesamtmenge an P_2O_5 im ganzen Organ und

Tierkörper (Spalte 5). Aus letzteren beiden Werten ließ sich wieder der %-Anteil der Organ-P_2O_5 an der Gesamtphosphorsäure des ganzen Tierkörpers ermitteln. (Spalte 6)

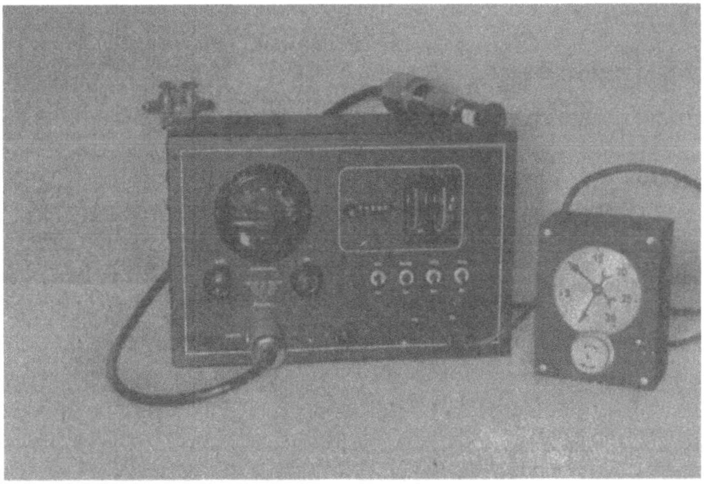

Abb. 1 a: Geiger-Müller-Gerät FH 44 mit γ-Zählrohr

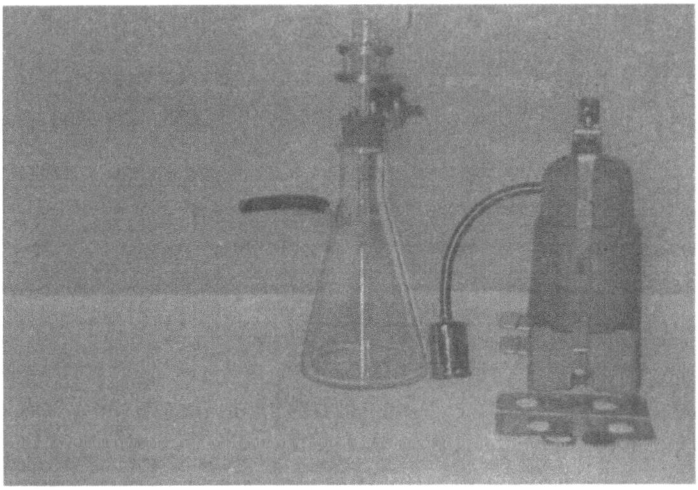

Abb. 1 b: Bleiglocke zur Einhaltung exakter geometrischer Verhältnisse während des Meßvorganges

Als Aktivität der $MgNH_4PO_4$-Niederschläge wurde die Anzahl der Impulse in 10 Minuten gemessen (Spalte 7).

Da das FH 44-Gerät über zwei Untersetzer verfügt, gelangen die registrierten Stöße nicht in statistischer Verteilung auf das Zählrohr, sondern in weitgehend regelmäßigen Abständen. So zeigte sich bei einer Präparatdicke von 10 mg/cm² bis zu etwa 25 000 Impulsen/Minute ein vollständig lineares Auflösungsvermögen (Kurve 1) und nur die Impulszahlen von mehr als 250 000/10 Minuten mußten entsprechend korrigiert werden (Spalte 8).

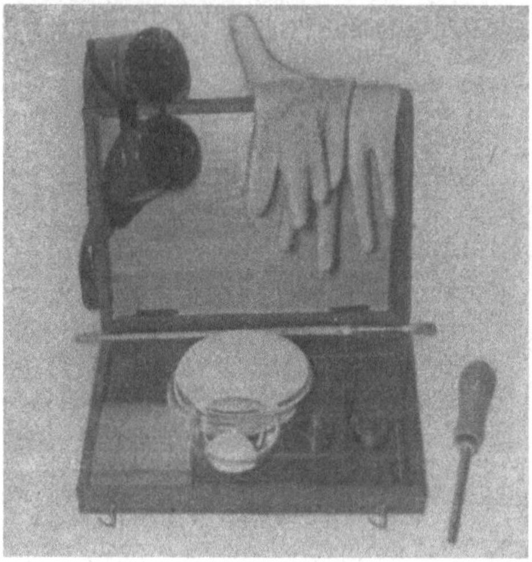

Abb. 1 c: Filtriertrichter und Zubehör

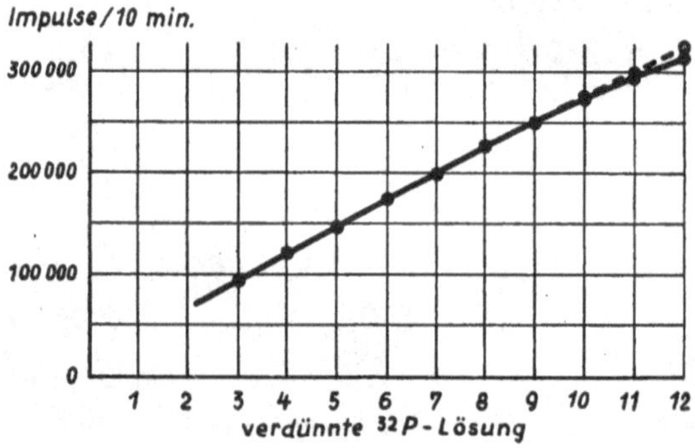

Kurve 1

Wir stellten weiterhin die Abhängigkeit der Impulszahlen von der Präparatdicke fest durch Messung gestaffelter, mit gleichem radioaktivem Zusatz gefällter P_2O_5-Mengen. In einem Intervall von 2—20 mg Niederschlag/cm² war ein lineaer, langsamer Anstieg der Impulszahlen zu verzeichnen. Die Zerfallsenergie von 1,712 MeV reichte bei den anfallenden Präparatdicken aus, um auch die von der Unterseite des Präparats ausgehende β-Strahlung ohne wesentliche Absorption durchzulassen. Wir konnten also unter Korrektur des verschiedenen Abstandes dickerer und dünnerer Präparate vom β-Zählrohr in der Bleikammer (Tabelle 1, Spalte8) die absoluten Aktivitäten der Präparate messen und auf die andernfalls notwendige Messung der spezifischen Aktivität an stärkeren, die Sättigungsdicke überschreitenden Präparaten verzichten (Kurve 2).

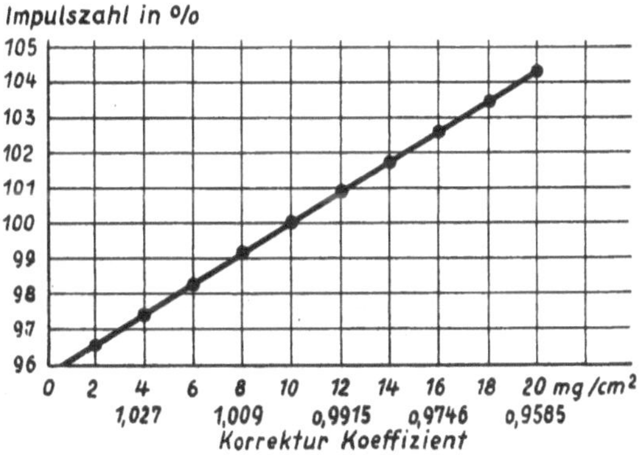

Kurve 2

Eine dritte Korrektur erhalten die Impulszahlen durch Umrechnung auf einen gemeinsamen Meßzeitpunkt (Spalte 10). Dies geschieht auf Grund der Halbwertskurve, die gemäß der Zerfallsgleichung $N = No. e^{-\pi t}$ auf halblogarithmischem Papier als Grade darstellbar ist (Kurve 3 und 3').

Aus der so korrigierten Impulszahl ermittelt man nun die des gesamten Organs oder Gewebes (Spalte 11). Die Aktivität jedes Organs wird weiterhin als %-Anteil der Aktivität des gesamten Tierkörpers angegeben (Spalte 12). Als anschaulichen Ausdruck des Einwanderungsgrades der P_2O_5 in die verschiedenen Organe und Gewebe bildeten wir außerdem den Verteilungskoeffizienten [7], den Quotienten aus der Aktivität je Gramm Organgewicht und der Durchschnittsaktivität je Gramm des ganzen Versuchstieres (Spalte 13).

Ergebnisse

I. Aktivitätsmessungen

Tabelle 1 zeigt die Ergebnisse der P_2O_5-Bestimmungen und Aktivitätsmessungen in den einzelnen Organen und Geweben. Während von der Ges.-P_2O_5 des Tierkörpers 82,5 % auf das Skelett entfallen (s. Tabelle 2), was ein Ausdruck der P_2O_5-Einlagerung während des fötalen und der ersten neun Wochen des extrauterinen Wachstums ist, wurden von der applizierten ^{32}P-Menge in der neunten Woche nurmehr 65,8 % für den P-Haushalt des Skeletts verwandt. Umgekehrt hat sich der auf die Organe entfallende %-Anteil durchweg verdoppelt. Eine Ausnahme bildet hier das Hirn, das eine auffallende rückläufige Tendenz in der P-Aufnahme zeigt. Skelett und Hirn scheinen also im ersten Lebensstadium bei der P_2O_5-Versorgung bevorzugt zu werden, während sie dann in fortgeschrittener Wachstumsphase zu Gunsten der anderen Gewebe und Organe zurücktreten [5].

Unter den Organen fanden wir die höchste P-Aufnahme pro Gewichtseinheit bei der Leber, in ziemlich regelmäßigen Abständen gefolgt von der Milz

Tabelle 1

1	2	3	4	5	6	7	8	9	10	11	12	13	14
Organ Gewebe	Gew. d. Niederschl. mg	mg pro cm^2 Fläche = 4,91 cm^2	% Ant. d. P_2O_5 am Organ	P_2O_5 d. gesamt. Organs in mg	%-Ant. d. Organ P_2O_5 am Ges.-P_2O_5 des Tierkörp. %	Imp. pro 10 Min. n	Impulse korr. n. Auflösgsvermögen n	Impulse korr. n. Präparatdicke mg/cm^2 n	Imp. korr. n. Intensitätsabn. (Halbwertkurve) n	Impulse d. gesamt. Organs n	%-Ant. d. Org.-imp. a. Ges.-imp. d. Tierk. %	Aktivität je gr. Organgew. n	Verteilgskoeffizient k
Blut	44,1	8,98	0,12	731,0	0,36	215412	215412	216401	302961	9694752	1,03	15148	0,19
Skelett	91,8	18,70	9,51	167806,7	82,51	128548	128548	123882	176284	622282520	65,84	352568	4,50
Borsten	30,7	6,25	0,32	461,0	0,23	71402	71402	72609	101798	2952142	0,31	20360	0,26
Klauen	4,9	1,00	0,25	19,5	0,0096	25145	25145	26163	36628	282036	0,03	36628	0,47
Haut u. Unterhautfett	9,9	2,02	0,10	1707,2	0,84	31293	31293	32417	46097	15350301	1,62	9219	0,12
Fleischteile	30,0	6,11	0,39	21807,4	10,72	88533	88533	86688	127447	178903726	18,93	38862	0,50
Därme	38,9	7,92	0,40	3706,5	1,82	173813	173813	175440	247370	45516080	4,815	49474	0,63
Hirn	70,7	14,40	0,73	540,0	0,27	37714	37714	37013	52255	770761	0,08	10451	0,13
Herz	38,0	7,74	0,39	316,8	0,16	121230	121230	122463	172979	2784962	0,295	34596	0,44
Lunge	36,8	7,49	0,38	1333,9	0,66	132119	132119	133650	188446	13191220	1,40	37689	0,48
Leber	74,5	15,17	0,77	2854,8	1,40	313369	324800	317687	446350	33029900	3,495	89270	1,14
Pankreas m. Fettanhg.	48,6	9,89	0,50	610,6	0,30	160384	160384	160463	226782	5501732	0,58	45356	0,58
Magen	37,2	7,58	0,39	629,9	0,31	137189	137189	138683	196236	6416917	0,68	39247	0,50
Milz	75,0	15,27	0,78	281,6	0,14	250457	251400	245665	347419	2518788	0,27	69484	0,89
Niere	52,1	10,61	0,54	514,2	0,25	194772	194772	194267	274091	5224174	0,55	54818	0,70
Harnblase	46,5	9,47	0,48	56,8	0,03	157207	157207	157582	222998	526275	0,06	44560	0,57
Spalte 1	2	3	4	5	6	7	8	9	10	11	12	13	14

und Niere, danach von der Darmsubstanz, der Pankreas- und Harnblase (Spalte 13 und 14).

Die geringsten Aktivitäten fanden wir beim Hirn, sowie beim Haut- und Unterhautfettgewebe. Borsten, Klauen und Fleischteile ergaben — bezogen

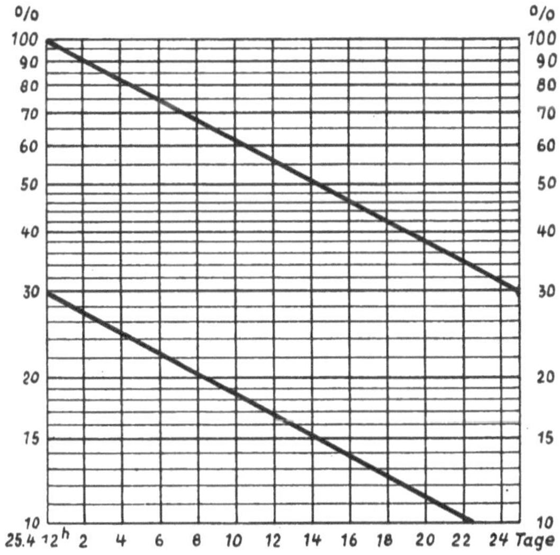

Kurve 3

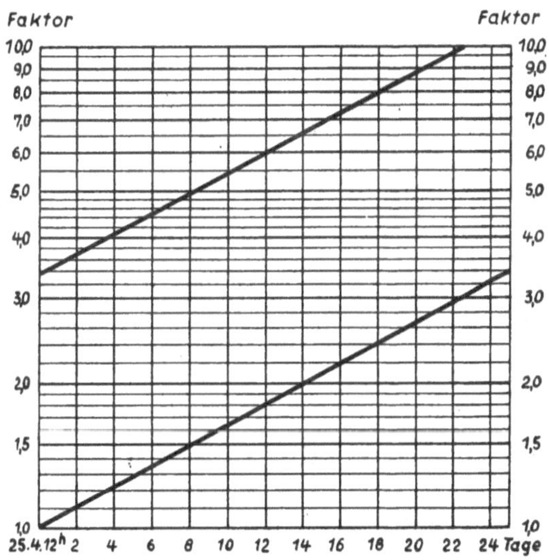

Kurve 3'

auf 5 g Einwaage -- mittlere Impulszahlen. Im Blut wurde nurmehr 1% des im Körper verbliebenen Anteils der applizierten ^{32}P-Lösung aufgefunden. Der Ausnutzungsgrad der verabreichten P_2O_5 war recht hoch (~ 80%). Ihn aus dem Anteil der im Tierkörper wiedergefundenen Aktivität an der gesamten verabreichten Aktivität, die ja durch Ausfällung eines aliquoten Teiles der applizierten ^{32}-P-Lösung leicht zu ermitteln war, genau zahlenmäßig

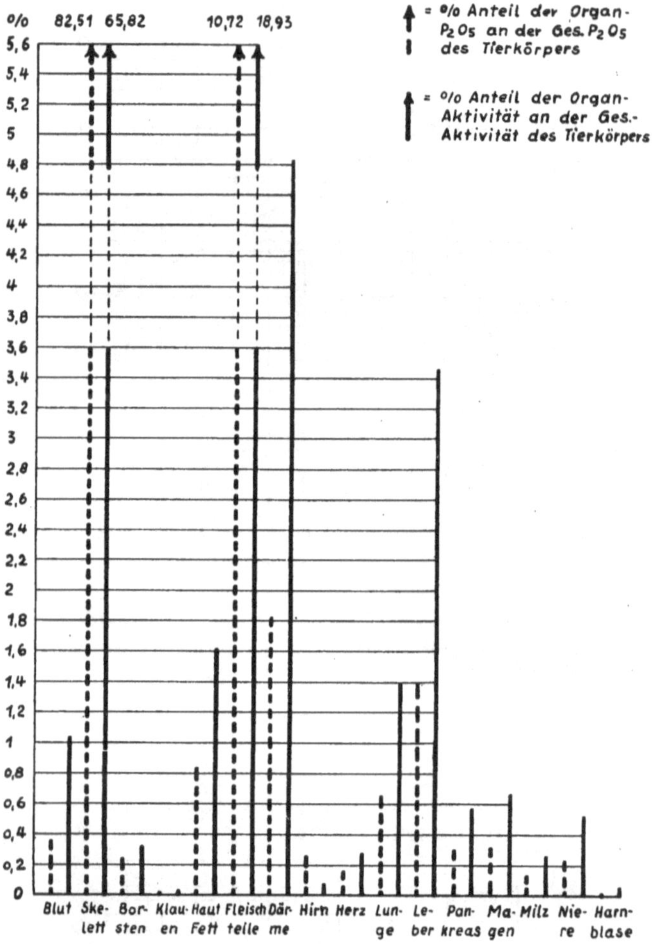

Tabelle 2

zu fixieren, erscheint bei dem hohen Umrechnungskoeffizienten von den 0,5—5 g Einwaagen auf den gesamten Tierkörper wegen der Addition der unumgänglichen Einzelfehler bei den verschiedenen Organen und Geweben zu ungenau und muß dem Vollbilanzversuch mit ^{32} P überlassen bleiben.

Die starke P-Einlagerung in Hirn und Skelett besonders während des frühesten Jugendwachstums, sowie die verhältnismäßig niedrigen P_2O_5-%-Gehalte der meisten Organe und Gewebe im Jugendalter weisen auf die unbedingte Notwendigkeit einer ausreichenden P-Ernährung der Sauen sowie der Ferkel während der Saug- und Absatzperiode hin.

II. Autoradiographische Auswertungen

Während wir bei der Aktivitätsmessung des Skeletts einen Substanzquerschnitt des ganzen zermahlenen Knochengerüstes nahmen, wählten wir zur Autoradiographie einen Oberschenkelknochen, von dem wir etwa 3 mm dicke Bandsägenpräparate herstellten und zwar Querschnitte durch die Diaphyse an der engsten Stelle der Markhöhle, wo die kompakte Knochensubstanz am stärksten ist, Querschnitte durch die spongiöse Knochensubstanz der Epiphysen und einen Längsschnitt durch die Mitte des ganzen Knochen. Abb. 2 zeigt

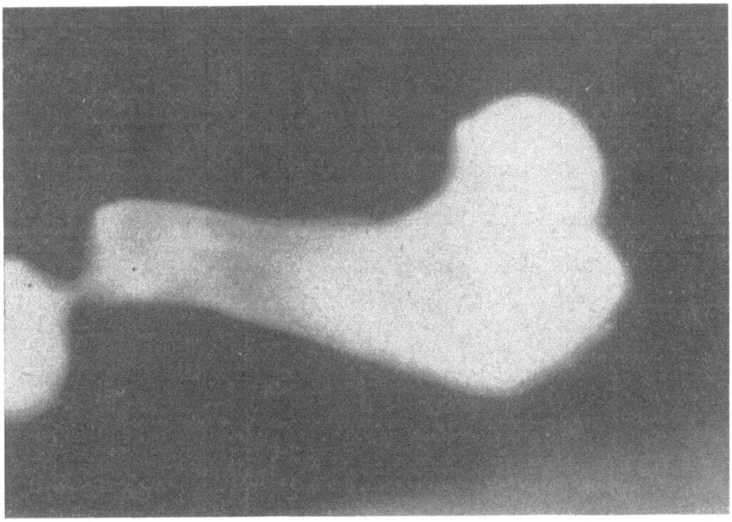

Abb. 2

an dem Längsschnitt erhebliche Schwärzungsunterschiede. Die Aktivität nimmt von der Mitte zu den Enden hin deutlich zu. Am stärksten ist sie in der Zone des für das Längenwachstum verantwortlichen Knochenknorpels, während sie im Gelenkkopf und Umdreher wieder etwas abnimmt. Eine verstärkte Schwärzung ist auch überall an der Oberflächenschicht, dem Periost, festzustellen, während, was auch durch Abb. 3 und 4 bestätigt wird, das Knochenmark eine geringere ^{32}P-Aufnahme zu verzeichnen hat.

Die Leberpräparate bezeichnen den Querschnitt eines Leberlappens. Die stärksten Schwärzungen finden sich an den Oberflächen und dem begrenzenden Bindegewebe, während das eigentliche azinöse Gewebe demgegenüber eine wesentliche Aufhellung zeigt. LAMERTON und HARRISS[2] fanden bei autoradiographischen Untersuchungen nach intravenöser Injektion von ^{32}P eine fleckige Zeichnung der Leber und führen das auf Bestandteile im Gewebe zurück, die eine lokale Verstärkung der Aktivität verursachen. Trotz einer großen Anzahl von Parallelen konnte an unseren Aufnahmen diese Fleckigkeit nicht festgestellt werden.

Das Milzpräparat bildet den Querschnitt eines dreieckigen Keils von der parietalen zur visceralen Fläche des Organs hin. Die Milz, die nach der Leber den höchsten Verteilungskoeffizienten besitzt, hat eine ziemlich gleichmäßige

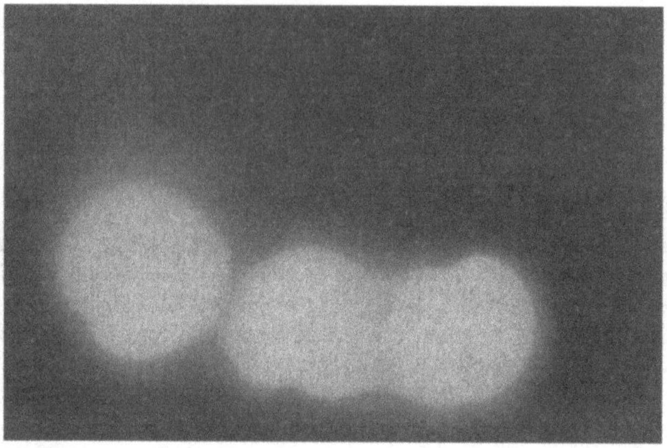

Abb 3.

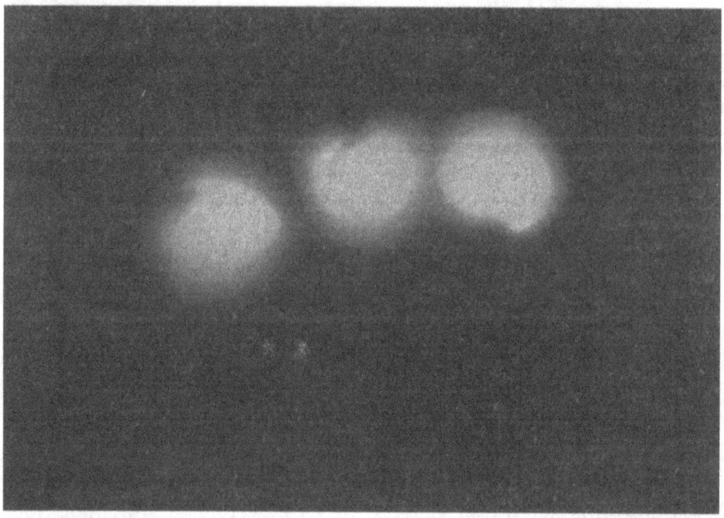

Abb. 4

^{32}P-Aufnahme mit gewissen Maxima an den Rändern und inneren Scheidewänden.

Der Herzmuskel zeigt eine völlig gleichmäßige Verteilung der Aktivität mit einer dünnen, stärkeren Zone an der Oberfläche. Die Lungenpräparate besitzen eine weitgehend homogene Verteilung des Phosphors. Die etwas dunkleren Rippen dürften von der höheren Substanzdichte der Lungenpleura und des interstitiellen Bindegewebes herrühren.

Die Nierenpräparate lassen darauf schließen, daß die P-Einwanderung in Rinden-, Grenz- und Markschicht wenig unterschiedlich ist. Die im Bild zur Mitte hin gelegenen Oberflächen deuten auf eine gewisse Anreicherung in der obersten Rindenschicht.

(Ihrer schwierigen Reproduzierbarkeit wegen mußten die Autoradiographien der Präparate von Leber, Milz, Herz, Lunge und Niere fortgelassen werden.)

Zusammenfassung

In vorliegender Arbeit wurde die Verteilung einer oral applizierten ^{32}P-Menge von 1,8 mC im Körper eines jungen Schweines verfolgt. Aktivitätsmessungen an Organ- und Gewebeproben durch Fällung der Phosphorsäure als $MgNH_4PO_4 \cdot 6\,H_2O$ ergaben den Verteilungsplan der Tabelle 1. Autoradiographische Untersuchungen an Mikrotomschnitten verschiedener Organe und des Skelettpräparates gestatteten auch histologische Aussagen über die Verteilung des Phosphors innerhalb der einzelnen Organe und Gewebe.

Literaturverzeichnis

[1] HEISENBERG, W.: Die Physik der Atomkerne. Verlag Vieweg, Braunschweig 1949.

[2] LAMERTON, L. F. und HARRISS, E. B.: Brit. med. Journal 1951 II 932—36 20/10 London Royal lancer hospital. Zit. nach Chem. Zentralblatt 1952 Nr. 12 S. 1859.

[3] MATTAUCH, I. und FLAMMERSFELD, A.: Isotopenbericht. Verlag: Zeitschr. f. Naturforschung, Tübingen 1949.

[4] MICHAEL, G.: Die Anwendung von Isotopen in der biologischen und landwirtschaftlichen Forschung. Zeitschr. f. Pflanzenernährung, Düngung u. Bodenkunde. Band 55, Heft 3, 1951.

[5] NEHRING, K.: Tierernährung und Futtermittelkunde. Neumann-Verlag, Berlin 1950.

[6] RIEZLER, W.: Einführung in die Kernphysik. Hübener Verlag, Berlin 1950.

[7] SCHUBERT, G.: Kernphysik und Medizin. Verlag Musterschmidt, Göttingen 1950.

Aus dem Institut für Tierernährung der Forschungsanstalt für Landwirtschaft
in Braunschweig-Völkenrode
(Direktor Prof. Dr. K. RICHTER)

K. RICHTER und M. BECKER

BEITRÄGE ZUM ERNÄHRUNGSHAUSHALT VON MILCHKÜHEN HOHER LEISTUNG

Stoffwechselversuche an Milchkühen

2. Mitteilung: M. BECKER: Ernährungshaushalt und Stoffwechselbilanzen von Milchkühen hoher Leistung in verschiedenen Laktationsstadien und unter ungünstigen bodenständigen Fütterungsbedingungen.

I. Einleitung. Plan und Anlage der Versuche

In einer früheren Mitteilung * aus unserem Institut wurde ein Bericht über die Neuanlage eines Stoffwechselversuchsstandes für Milchkühe erstattet. Mit dieser Einrichtung wurden im Verlaufe von $1^1/_2$—2 Jahren erstmalig Versuchsreihen an trächtigen und laktierenden Kühen von hoher Leistung durchgeführt. Diese Untersuchungen sollten den *Nährstoffhaushalt* — mit besonderer Berücksichtigung der *Mineralstoffe* — unter den schwierigen Grundfutterverhältnissen der Rübenbau treibenden Gebiete erhellen. Die charakteristischen Merkmale der hier üblichen Futterrationen sind starkes Vorwiegen von Rübenprodukten aller Art, insbesondere von frischem oder eingesäuertem, manchmal auch getrocknetem Rübenblatt. Es besteht ein Mangel an gutem Heu und anderen als Ergänzung geeigneten wirtschaftseigenen Futtermitteln. Die recht einseitige Zusammensetzung der Futterrationen mit ihren unverkennbaren Mängeln, dazu ein schwankender aber immer erheblicher Gehalt an Oxalsäure bedingen außerordentliche Schwierigkeiten in der Nutztierhaltung, die an späterer Stelle noch eingehender behandelt werden sollen.

Um die Grundlagen zu gewinnen, Futterrationen in diesen Gebieten hinsichtlich ihrer Ausgeglichenheit und Vollwertigkeit beurteilen und eventuell Abänderungsvorschläge machen zu können, sollte eine Reihe von damit im Zusammenhang stehenden Fragen auch hinsichtlich der Reaktion von Tieren mit hohen Leistungen in Versuchen geprüft werden. Dazu gehören der *Gesamtfutterverzehr*, die *Aufnahme an verdaulichen Nährstoffen*, der *Wasserverbrauch*, der *Ballastgehalt*, sowie der *Fettgehalt* der Rationen, ferner das Verhalten der *Nährstoff- und Mineralstoffbilanzen* im Verlauf von Trächtigkeit und Laktation.

* Archiv für Tierernährung 2, 1952, 232.

Einige der angeführten Probleme sind theoretisch noch nicht völlig geklärt, z. B. die Verwertungs- und Ansatzfähigkeit einzelner Nährstoffe und Mineralstoffe in Beziehung zum physiologischen Zustand der Tiere. Auch in dieser Hinsicht können manche Aufschlüsse und Anregungen aus Versuchen der vorliegenden Art entnommen werden. Für eine endgültige Klärung bedarf es aber der Bestätigung und Ergänzung durch spezielle Versuche, die mit gleichbleibenden ausgewählten Futterrationen besonders auf die zu klärenden physiologischen Probleme abgestellt sind, z. B. um die wirklichen Bilanzwerte in den verschiedenen Abschnitten der Trächtigkeit einwandfrei festzulegen. Da die vorliegenden Versuche vielfach zusammengesetzte, praktisch gebräuchliche Futterrationen verwenden, mit beträchtlichem Anteil an frischen, wasserreichen und sonstigen ungemein schwierig zu analysierenden Materialien, sind sie nur imstande, Annäherungswerte zu liefern, was bei eingehender Beurteilung berücksichtigt werden muß. Indessen läßt sich sagen, daß in mancher Beziehung die großen zum Umsatz kommenden Futtermengen bei passender Einrichtung der Versuche doch eine ziemlich genaue Erfassung des Ernährungshaushaltes unserer Versuchstiere erlauben.

Die Arbeiten mit *trächtigen und laktierenden Kühen* bringen es mit sich, daß jeder Versuch individuell angesetzt werden muß. Es ist in der Regel kaum möglich, zwei Tiere gleichzeitig zu prüfen, die sich in Größe, Alter und physiologischem Zustand so weit ähneln, daß ein echter Parallelversuch zustandekommt. Wenn auch bei der jetzt vorgelegten Versuchsreihe meist zwei Kühe gleichzeitig in den Versuchsstand genommen wurden, so werden doch die Ergebnisse jedes Einzelversuchs zwangsläufig für sich betrachtet werden müssen. Es erscheint weiterhin notwendig hervorzuheben, daß alle Versuchskühe trotz der schwierigen und mit manchen Mängeln behafteten Futtergrundlage sich in guter Verfassung befanden, bis auf Kleinigkeiten gesund waren und blieben und regelmäßig gesunde, kräftige Kälber brachten. Gegenüber früheren Zeiten stiegen ihre Leistungen zum Teil erheblich, obwohl manche Materialien des Grundfutters, besonders die Rübenblattsilage und das Luzerneheu, nur von ausgesprochen mäßiger, manchmal auch schlechter Qualität waren, sodaß es nicht leicht war, die soweit wie möglich angestrebte Gleichmäßigkeit in der Fütterung aufrecht zu erhalten. Im ganzen ist dadurch bewiesen, daß keine wesentlichen Fütterungsfehler vorgelegen haben, sowie daß durch Sorgfalt in der Haltung viele Nachteile der Rübenwirtschaften in gewissem Grade vermieden werden können. Andererseits ergaben sich auch bei unseren Tieren bei den das ganze Jahr anhaltenden Fütterungsweisen gewisse Einseitigkeiten, z. B. in der Fettzufuhr, in deren Folge wahrscheinlich manche Vorstellungen über den Nährstoffhaushalt von Kühen revidiert werden müssen. Es ist weiterhin zu bemerken, daß außer den in den jeweiligen Versuchsberichten aufgeführten einfachen Mineralstoffergänzungen keine sonstigen Futterzusätze, auch keine Vitaminpräparate verabreicht wurden. Dagegen konnte den Tieren in den zwischen den einzelnen Bilanzperioden liegenden Zeiten bzw. in den Vorfütterungsperioden Auslauf ohne Futteraufnahme gewährt werden. Bei längeren Versuchspausen im Sommer hatten versuchsfreie Tiere gelegentlich auch Weidegang.

II. Versuchergebnisse und Schlußfolgerungen

a) Verzehr an Trockenmasse. Verdaulichkeit der organischen Substanz. Ballastaufnahme und Einfluß des Ballastes auf die Verdauungstätigkeit. Wasserverbrauch und Wasserhaushalt

Die Versuchsserie, über die hier berichtet wird, umfaßt fünf Versuchsperioden mit trocken stehenden Kühen und sechs mit Kühen in verschiedenen Stadien der Laktation. Die Fütterung wurde der in Rübenbau treibenden Betrieben so weit wie möglich angeglichen. Die genaue Zusammenstellung der Futterrationen ist aus dem experimentellen Teil zu ersehen. Übersichten über einzelne Versuchsdaten sind in den nachfolgenden Tabellen zusammengestellt worden. Obwohl jeder Versuch den biologischen Gegebenheiten entsprechend ein Ganzes für sich darstellt, dessen einzelne Teilresultate oft im Zusammenhang miteinander stehen, muß doch notgedrungen für eine systematische Betrachtung des ganzen Komplexes eine Aufgliederung erfolgen. An allgemein interessierenden Feststellungen wurden deshalb zunächst in *Tabelle 1* aus den einzelnen Versuchen gegenübergestellt: die *Art* der Verabreichung des *Rübenblattes* als des wichtigsten Futtermittels, der *Milchertrag*, der Verzehr an *Trockensubstanz*, die *Verdaulichkeit der organischen Substanz* und damit im Zusammenhang die Aufnahme an unverdaulicher organischer Substanz, an *Ballast*. Die Einrichtung der Versuchsstände mit Selbsttränke und Wasseruhren erlaubte die Feststellung des *Wasserverbrauchs*. Auch die ausgeschiedenen *Harn-* und *Kotmengen* sowie der *Wassergehalt des Kotes* dürften in mancher Beziehung von Interesse sein. Hinsichtlich des Verzehrs an Trockenmasse und der Verdaulichkeit der organischen Masse ist zu berücksichtigen, daß die Produkte des Rübenbaus durchweg sehr hoch verdaulich sind. Bei derartigen Kühen mit relativ hoher Leistung ist es sehr schwierig, genügende Mengen Rauhfutter in die Ration einzuführen, da die Tiere dasselbe einfach nicht fressen. Mit dem nur mäßigen oder durchschnittlichen Heu, über das wir verfügten, konnten den Tieren höchstens Mengen von 3—5 kg vorgelegt werden. Manche Kühe nahmen noch nicht einmal 3 kg an. Die notwendige Ergänzung und der Ausgleich der Futterrationen mußte deshalb durch reichliche Verwendung von Trockenschnitzeln, die stets gern gefressen wurden, erfolgen. Wegen der hohen Verdaulichkeit derselben ergibt sich kaum eine charakteristische Differenz für die Verdaulichkeit der organischen Substanz in der Tröckenzeit gegenüber den Versuchen mit z. T. beträchtlicher Milchleistung. Auch der Gesamtverzehr an Trockenmasse ist im Zusammenhang damit überraschend gering und bleibt meist an der unteren Grenze der üblichen Bedarfsnormen. Bei den vorliegenden Versuchen wurde den Kühen in den vorbereitenden Perioden so viel Futter angeboten wie sie verzehren wollten, sodaß sie auf jeden Fall stets voll gesättigt waren. Ein gewisser Anfall von Futterresten läßt sich bei Milchkühen nicht vermeiden.

Niedrige Werte wurden auch für die Ballastaufnahme gefunden. In keinem Versuch, auch nicht bei der höchsten Leistung, erreichte der Ballastgehalt den von LEHMANN seinerzeit berechneten Normalwert von 4,3 kg, sondern blieb stets beachtlich darunter. In einigen Versuchen wurde sogar weniger als die

Tabelle 1. *Übersicht über einige Versuchsdaten (tägl. Durchschnitt)*

Versuch Nr.	Kuh Nr.	Gewicht kg	Laktationsstadium	Art der Rübenblattfütterung	Milch kg	Verzehr an Trockensubstanz kg	V.w. organ. Subst.	Ballast kg	Wasserverbr. Liter	Harnmenge ml	Kotmenge frisch g	Wassergehalt im Kot %
1	I R	641	Trockenzeit / 26.—16. Tag vor dem 2. Kalb	15 kg Silage	—	11,2	72,1	2,6	31,4	7 312	24 029	82,0
2	I R	697	„ 67.—57. Tag vor dem 3. Kalb	20 kg Silage	—	12,2	70,4	2,9	31	15 515	27 671	82,7
3	IV D	608	„ 29.—19. Tag vor dem 2. Kalb	20 kg Silage	—	9,8	73,5	2,1	22	10 031	20 032	81,7
4	I H	556	„ 60.—50. Tag vor dem 4. Kalb	35 kg frisch	—	8,2	70,5	2,07	16,5	17 670	17 703	83,5
5	III G	642	„ 31.—21. Tag vor dem 4. Kalb	45 kg frisch	—	10,6	69,7	2,7	32,4	30 330	29 120	87,2
6	I R	625	Beginn der Laktation / 50.—60. Tag	25 kg Silage	20,4	16,8	75,5	3,4	59	13 521	33 414	84,2
7	II C	542	1. Hälfte der Laktation 80.—90. Tag	25 kg Silage	24,9	16,3	76,4	3,2	71	16 933	31 384	83,9
8	I R	612	2. Hälfte der Laktation 166.—176. Tag	60 kg frisch	12,7	14,4	76,9	2,75	41	37 667	34 233	87,5
9	II C	509	2. Hälfte der Laktation 195.—205. Tag	60 kg frisch	15,5	14,3	75,6	2,9	48	43 233	34 264	86,9
10	III G	551	Mitte der Laktation 138.—148. Tag	25 kg Silage	18,1	13,0	72,5	2,9	45	12 257	31 462	83,6
11	IV D	545	Beginn der Laktation 40.—50. Tag	25 kg Silage	27,5	16,1	75,2	3,4	62	14 664	31 724	82,5

Hälfte dieser Ballastmenge aufgenommen. Wenn dies auch zweifellos eine Eigentümlichkeit der Fütterung mit Rübenprodukten ist, so steht die *Ballastaufnahme mit der Sättigung der Tiere zumindest bei einer solchen Fütterung in keinem Zusammenhang.* Trotzdem besteht ein gewisses Ballastproblem, und zwar hinsichtlich der normalen Verdauungstätigkeit in den unteren Darmabschnitten. In der extremen Ballastarmut mancher Futterrationen ist der Hauptgrund für die meist sehr weiche Beschaffenheit und den Wasserreichtum des Kotes zu sehen, auch für die eventuell auftretenden Durchfälle. Dieser Einfluß ist wahrscheinlich größer als derjenige der bisher angenommenen Ursachen, nämlich erstens des hohen Schmutzgehaltes des Rübenblattes, zweitens des Oxalsäuregehaltes des Rübenblattes und drittens der Aufnahme schädlicher Bakterien mit dem verunreinigenden Sand und Schmutz. Auf Grund vorliegender Erfahrungen ist wohl zunächst die Oxalsäure freizusprechen. Eher ist ein hoher Sand- und Schmutzgehalt als Ursache der Durchfälle anzusehen. In unseren Versuchen 8 und 9 bei einer Aufnahme von 60 kg frischen Rübenblattes mit hohem Oxalsäuregehalt kam es nur zu einer nicht einmal erheblichen Steigerung des Wassergehaltes im Kot, nicht aber zum Auftreten von Durchfällen. Es handelte sich allerdings um sorgfältig und sauber gewonnenes Blatt. Die Tatsache, daß bei normaler Menge an gewaschenem Blatt die bei ungewaschenem Blatt vorhandenen Durchfälle aufhören, spricht ebenfalls gegen die Oxalsäurehypothese. Wenn dagegen eingewendet wird, daß bei Verfütterung *wesentlich größerer* Mengen auch saubersten (gewaschenen) Blattes wieder Durchfälle auftreten, so liegt das nunmehr an der absoluten Ballastarmut einer derartigen Fütterung, und diese ist die *wesentliche* Durchfallsursache. Das wird durch Versuche mit jungem Weidegras oder anderem jungem Grünfutter, das schmutzfrei und sehr arm an Oxalsäure ist, bestätigt. Auch hier werden regelmäßig heftige Durchfälle beobachtet, die denen bei Rübenblattfütterung nicht nachstehen, aber nicht so auffällig werden, weil sie meist auf der Weide vorkommen, wo die Tiere einen großen Teil der Zeit sich selbst überlassen sind.

Die sorgfältige Beobachtung der *Wasseraufnahme,* die in unseren Versuchen möglich war, brachte eine durchschlagende Bestätigung des Wertes der Selbsttränke. Durch warmes Wetter und hohe Milchleistung bedingt, hatten unsere Tiere z. T. einen ganz erheblichen Bedarf an Trinkwasser. Sie deckten ihn ausnahmslos durch die häufige Aufnahme relativ kleiner Wassermengen, die etwa alle 1—2 Stunden, auch in der Nacht erfolgten. Ein einzelner derartiger Trunk enthält nach unseren Beobachtungen nicht mehr als 2—3 Liter Wasser, nur selten im Höchstfalle 4—5 Liter. Offensichtlich entsprach die häufige Aufnahme kleiner Mengen frischen, kühlen Wassers dem Bedarf der Tiere am besten. Demgegenüber kann man es kaum als physiologisch erwünscht und für die Tiere vorteilhaft ansehen, wenn sie manchmal den 60 bis 70 Liter betragenden Wasserverbrauch in nur zweimaligem Trinken aufnehmen müssen. Zumindest würde bei dieser Form den Tieren frisches, naturkaltes Wasser nicht zum besten bekommen. Hervorzuheben ist auch, daß gerade bei sehr reichlicher Menge wasserreichen, frischen Rübenblattes in der Fütterung die Kühe noch relativ viel Wasser zusätzlich tranken. Der hohe

Salzgehalt des Rübenblattes, auf den später anläßlich des Mineralstoffhaushaltes noch näher eingegangen wird, ist zweifellos die Ursache dafür. Selbstverständlich bedingt auch eine hohe Milchleistung entsprechenden Wasserverbrauch. Was die *Wasserausscheidung* betrifft, so erfolgt sie weitgehend in dem regelmäßig sehr wasserreichen Kot. Nur vereinzelt wird im Harn mehr Wasser als im Kot, meist aber nicht unbeträchtlich weniger, ausgeschieden. Dies ist natürlich stark fütterungsbedingt. Je höher der Rübenblattanteil ist, um so mehr steigt die Harnmenge, am meisten bei frischem Rübenblatt, wesentlich weniger bei Silagefütterung, weil in dieser Form das Rübenblatt den größten Teil der diuretisch wirkenden Alkalisalze verloren hat.

b) Fettgehalt der Futterrationen und Einfluß des Fettes

Bei der Feststellung der von unseren Milchkühen in den täglichen Futterrationen tatsächlich aufgenommenen Nährstoffmengen interessiert ganz besonders die Frage der *Fettzufuhr* im Hinblick auf die in den letzten Jahren erneut lebhaft in Gang gekommene Diskussion über die physiologisch und praktisch optimalen Fettmengen bei den landwirtschaftlichen Nutztieren, speziell den Milchkühen. Die meisten wirtschaftseigenen Futtermittel sind fettarm, junges Grünfutter in frischem Zustand ausgenommen, sodaß in einem großen Teil des Jahres das Grundfutter sehr niedrige Rohfettgehalte aufweist.

Die als Kraftfutter verwendeten Ölsaatrückstände sind im Zuge der technischen Vervollkommnung der Öl- und Fettgewinnungsverfahren größtenteils extrahiert und weisen Rohfettgehalte von unter 1 %, z. T. nur 0.5—0.6 % auf. Ölkuchen früherer Zeiten hatten demgegenüber etwa 5—10% Fett und stellten damit eine ziemlich ergiebige Quelle der Fettzufuhr für die Kühe mit höherer Leistung dar.

Umfangreiche physiologische Versuche an *Ratten* haben die Lebensnotwendigkeit gewisser Fettbestandteile, vor allem der mehrfach ungesättigten Fettsäuren erwiesen, und auch beim Menschen will man im Interesse der Gesundheit und Leistungsfähigkeit nicht unter ein gewisses Fettminimum heruntergehen. Schon früher und neuerdings wieder hat man die Behauptung aufgeworfen, daß auch für die Milchkühe, insbesondere bei höherer Milch- und Fettleistung nicht zu knapp bemessene Fettminima aufrecht erhalten und im Optimalen ziemlich beträchtliche Fettmengen aufgewendet werden müssen. Es wird sogar behauptet, daß auf Trockensubstanz berechnet, die Rohfettkonzentration des Futters etwa bei 3—4% liegen müsse; das bedeutet aber eine erhebliche Fettzufuhr je Milchkuh von 350 g täglich und mehr *.

Eine Überschlagsrechnung zeigt schon, daß in sehr vielen Futterrationen diese Mengen nicht erreicht werden. Das ganze Problem ist von enormer wirtschaftlicher und praktischer Bedeutung, die bei Durchführung dieser Forderungen so weittragend sein würde, daß es unbedingt der Heranziehung wissenschaftlicher Grundlagenforschung bedarf, um diese Fragen zu klären.

* LEROY, Bericht f. d. 12. intern. Milchw. Kongreß Stockholm 1949.

Betrachten wir zunächst rein tatsachengemäß die Verhältnisse in der Fettzufuhr bei den vorliegenden Bilanzversuchen. Dies geschieht am besten und übersichtlichsten anhand der Tabelle 2. Der erste Blick zeigt, daß in sämtlichen Rationen der *Rohfettgehalt des aufgenommenen Futters* weit unter den oben erwähnten Mindestforderungen liegt. Berücksichtigt man noch die im Kot wieder ausgeschiedenenen Fettmengen und berechnet die sogenannten verdaulichen Anteile des Fettes, so kommt man zu erstaunlichen, z. T. sogar erschrekkend niedrigen Zahlen. Nun ist es klar, daß ein großer Teil der im Kot ausgeschiedenen ätherlöslichen Substanzen keinesfalls Rohfett der Nahrung ist. Außerdem ist es zweifelhaft, ob bei der konventionellen Rohfettbestimmung fettarmer Materialien die Lipoide vollständig erfaßt werden. Es wird also vermutlich wesentlich mehr resorbiert, als die Differenz zwischen Fettgehalt des Futters und des Kotes aussagt. Die Frage der wirklichen Fettzufuhr ist auf diesem Wege also nicht zu lösen. Es bedarf hierzu einer systematischen Analyse auf die sogenannten essentiellen Fettsäuren (Linolsäure, Linolensäure, Arachidonsäure) im Futter und der Prüfung auf eventuelles Vorkommen dieser Säuren im Kot. Versuche hierüber im Zusammenhang mit weiteren eingehenden Untersuchungen zum *Fettproblem in der Ernährung der Milchkühe* sind in unserem Institut begonnen und werden auch Bilanzversuche an Kühen einschließen. Immerhin läßt sich aus der Tatsache sehr niedriger Rohfettzufuhr bei guten Milch- und Fettleistungen gesunder Hochleistungskühe schon jetzt ableiten, daß die *Vorstellung von der Notwendigkeit hoher Fettkonzentrationen in der Nahrung unserer Milchkühe unbedingt einer Revision bedarf.*

c) Stickstoffbilanzen, Eiweißansatz und Eiweißbedarf

1. Allgemeines

Zur Beurteilung des Ernährungshaushaltes während der Trockenzeit und in den verschiedenen Laktationsstadien wurde in sämtlichen Versuchen die Aufnahme an verdaulichem Rohprotein und die N-Bilanz bestimmt. Aus den schon in der Einleitung dargelegten Gründen ist eine grundsätzliche Auswertung der diesbezüglichen Versuchsergebnisse nur als vorläufig zu betrachten. Die Schwierigkeit der Futtergrundlage, die komplizierte Zusammensetzung der Rationen aus exakt schwer zu analysierenden Materialien, und der hohe Anteil an frischem oder eingesäuertem, wasserreichem Rübenblatt, der eine wesentliche Voraussetzung exakter Bilanz, nämlich die absolute Gleichmäßigkeit der täglichen Fütterung, nicht erlaubt, lassen die N-Bilanz nur der Größenordnung nach ermitteln. Soweit es sich um Ergebnisse handelt, die zu grundsätzlich neuen Anschauungen führen würden, bedürften diese der Bestätigung mit speziell darauf angelegten Versuchen.

Indessen hat eine Reihe von Versuchen aus der vorliegenden Serie recht aufschlußreiche und interessante Resultate erbracht, die im Prinzip auch dann bestehen bleiben, wenn man die etwas größere mögliche Abweichungsbreite der vorliegenden N-Bilanzen berücksichtigt.

In einer überschlägigen Zusammenstellung sind die N-Bilanzen in der Tabelle 2 aufgeführt, wo sie in Beziehung zum (nach der Norm berechneten)

Tabelle 2. *Übersicht über die Rohfett- und Stickstoffbilanzen*

Versuch	Kuh	Gewicht	Laktationsstadium	Milch-			Rohfett			verdauliches Rohprotein		N-Bilanz
				leistung	fett	fett	im *) Futter	im Kot	scheinbar verdaut	Erhaltgs.-bedarf (ber.)	im Futter	
Nr.	Nr.	kg		kg	%	g	g	g	g	g	g	g
1	I R	641	Trockenzeit / 26.—16. Tag vor dem 2. Kalb	—	—	—	147,2	101,6	45,6	332	840,9	+ 40,91
2	I R	697	„ 67.—57. Tag vor dem 3. Kalb	—	—	—	119,2	107,6	11,6	351,5	854,4	+ 18,00
3	IV D	608	„ 29.—19. Tag vor dem 2. Kalb	—	—	—	90,5	86,2	4,3	320,5	641,3	+ 11,61
4	I H	556	„ 60.—50. Tag vor dem 4. Kalb	—	—	—	102,1	88,2	13,9	302	761,0	+ 30,80
5	III G	642	„ 31.—21. Tag vor dem 4. Kalb	—	—	—	137,3	113,7	23,6	332,5	904,8	+ 46,41
6	I R	625	Beginn der Laktation / 50.—60. Tag	20,4	3,3	673	224,0	137,6	86,4	327	1349,5	— 1,16
7	II C	542	1. Hälfte der Laktation 80.—90. Tag	24,9	3,6	896	212,1	121,5	90,6	297	1480,0	— 5,85
8	I R	612	2. Hälfte der Laktation 166 —176. Tag	12,7	3,7	470	165,9	100,2	65,8	322	1177,8	+ 26.31
9	II C	509	2. Hälfte der Laktation 195.—205. Tag	15,5	3,9	605	165,4	98,5	66,9	285	1119,9	+ 18,29
10	III G	551	Mitte der Laktation 138.—148. Tag	18,1	3,9	706	137,1	118,1	19,0	300,5	1046,0	— 6,58
11	IV D	545	Beginn der Laktation 40.—50. Tag	27,5	3,7	1018	173,6	122,2	51,4	298	1591,7	— 0,68

* Die Rohfettkonzentration der Futtertrockenmasse lag bei allen Versuchen zwischen 0,9 und 1,3%!

Erhaltungsbedarf an verdaulichem Rohprotein im Futter und zum jeweiligen Laktationsstadium gesetzt sind.

2. Eiweißbedarf und N-Bilanzen in der Trockenzeit

In diesem Zusammenhang interessiert zunächst der Eiweißbedarf im letzten Stadium der Trächtigkeit, das für uns etwa durch die Zeit des Trockenstehens der Kühe vor dem Kalben definiert ist. In drei von den fünf Versuchen während der Trockenzeit ist es gelungen, Stoffwechselbilanzen bis zu einem Zeitpunkt durchzuführen, der nur 2—3 Wochen vor dem Kalben lag. Die Schwierigkeiten hierbei waren beträchtlich, da die Kühe in diesem Zustand schon recht empfindlich und schwerfällig waren und einer sehr sorgsamen Behandlung bedurften. Die beiden restlichen Versuche wurden in einer Zeit durchgeführt, die etwa 7—8 Wochen vor dem Kalben lag. Die Prüfung des möglichen N-Ansatzes während dieser Zeit ist von allgemeiner Bedeutung. Schon immer bestehen erhebliche Differenzen in der Auffassung verschiedener Tierernährungsphysiologen über die Höhe der *Eiweißzufuhr im letzten Abschnitt der Trächtigkeit.* Es läßt sich berechnen, welche Eiweißmengen im Körper des Jungtieres im Verlauf der Tragezeit neu gebildet werden müssen, wenn man ein Geburtsgewicht von 40 bis 50 kg und den aus einschlägigen Analysen bekannten Eiweißgehalt des Kalbes im Verlauf der embryonalen Entwicklung zugrunde legt. Verteilt man diese Eiweißmengen über einen längern Zeitraum, etwa das letzte Drittel der Trächtigkeit, in dem das Hauptwachstum des Fötus stattfindet, so ergibt sich für den zusätzlichen durchschnittlichen Eiweißtagesbedarf nur ein ziemlich kleiner Wert, der den Berechnungen von LEHMANN, MØLLGAARD u. a. zugrunde gelegt wurde. Daher hat MØLLGAARD empfohlen, der trächtigen Kuh nur wenig über den Erhaltungsbedarf an verdaulichem Eiweiß zuzulegen und beziffert diese Menge etwa mit dem Äquivalent für $1^1/_2$ bis 2 kg Milch. Das sind etwa 12 bis 16 g N in verdaulicher Form. Nun hat allerdings MØLLGAARD im Verlauf seiner für die Energetik der Milchbildung grundlegenden Bilanzversuche keine solchen mit trächtigen Kühen angestellt, sodaß es sich nur um eine bloße Annahme handelt. Die Meinung einer Reihe von Praktikern und Fütterungstechnikern geht im Gegensatz zu diesen sehr niedrigen Bedarfszahlen dahin, den trocken stehenden Kühen ein Futter zu reichen, das einen Überschuß an verdaulichem Eiweiß über den Erhaltungsbedarf enthält, der für etwa 10 bis 15 kg Milch ausreicht. Diese Menge wird wiederum von anderen Forschern für zu hoch gehalten, zumal nach unserer bisherigen Kenntnis Speicherung von Eiweiß, d. h. eine Bildung von Vorräten und Reserven nicht über längere Zeit stattfindet, und derjenige Teil des Nahrungseiweißes, der nicht unmittelbar für den Ansatz verwendet wird, verbrannt und ausgeschieden werden muß. Eine relativ hohe Eiweißzufuhr während der Trockenzeit aus praktischen Gesichtspunkten wird indessen meist dadurch begünstigt, daß eine Großzahl von Kühen infolge unrationeller Fütterung während der eigentlichen Laktation im N-Defizit ist, also Eiweißsubstanz des eigenen Körpers abbauen und zur Milchbildung verwenden muß. Diese N-Verluste sind dann während der Trockenzeit wieder zu ergänzen und machen einen zusätzlichen Bedarf aus.

Weiterhin sollen die Kühe ganz allgemein während der Trockenzeit in einen möglichst guten Ernährungszustand gebracht werden, um nachher den Anforderungen einer hohen Milchleistung u. U. mit Einsatz der Körperreserven leichter entsprechen zu können.

Der Gesamtkomplex dieser Fragen ist zweifellos nur durch grundlegende Versuche mit dieser speziellen Problemstellung endgültig zu entscheiden, etwa in der Art der MØLLGARD'schen Versuche an nicht trächtigen Kühen.

Die vorliegenden Versuche (Tabelle 2) vermögen aber meines Erachtens schon einen nicht unwesentlichen Beitrag zu dieser Frage zu liefern. Die *N-Bilanz in der Trockenzeit* zeigt einen beträchtlichen Eiweißansatz, der bei Versuch 1 (bis zum 16. Tag vor dem Kalben) täglich 40,9 g N ausmacht, bei Versuch 5 (eine Kuh mit gleichem Gewicht und zur gleichen Zeit) 46,4 g N, bei Versuch 4 (bis zum 50. Tag vor dem Kalben) 30,8 g N. In Versuch 2 und 3 blieben die Ansatzzahlen mit 18 g N bzw. 11,6 g erheblich hinter diesen Werten zurück. Hier kann aber die Ursache für den unbefriedigenden Ansatz in einer stark abfallenden Qualität der Futterration gefunden werden. Die in dieser Periode verwendete Silage war ungewöhnlich schlecht (0,72% Buttersäure) und kaum zur Verfütterung brauchbar. Die Ergänzung umfaßte ein gleichfalls nur als relativ schlecht zu bezeichnendes Luzerneheu neben Trokkenschnitzeln. Nicht nur im N-Ansatz, sondern — wie vorweggenommen werden kann — auch im Mineralstoffhaushalt machte sich der Einfluß der schlechten Futterqualität eindeutig bemerkbar, eine Feststellung, die sehr wesentlich für die Beurteilung der Haltungsschwierigkeiten in den Rübenbaubetrieben ist. Sieht man von diesen beiden, durch äußere Einflüsse beeinträchtigten Versuchen ab, so muß man feststellen, daß wahrscheinlich der *Eiweißbedarf in den letzten Wochen der Trockenzeit höher anzusetzen* ist als nach den Vorstellungen von MØLLGAARD angenommen wird. Bei unseren Versuchen ist allerdings zu bedenken, daß es sich um Tiere handelt, die offensichtlich noch im Wachstum waren. So nahm die Kuh I R im Verlauf des Jahres unter vergleichbaren Bedingungen fast 60 kg zu, sodaß ein Teil des festgestellten N-Ansatzes auf diesen Umstand zurückzuführen ist. Auch für die übrigen Kühe ist anzunehmen, daß sie in den Jahren nach der Aufnahme in dem Versuchsstall durch sorgsame Haltung und gleichmäßige Fütterung die Möglichkeit erlangten, sich richtig auszuwachsen. Hier liegt auch einer der Gründe dafür, daß die maximale Milchleistung erst bei einer späteren Laktation erreicht wird. Gerade bei Hochleistungskühen ist die *gleichzeitige Deckung des Eiweißbedarfes für Trächtigkeit, Wachstum und Milchleistung* eine derartige Anforderung, daß sich die Einstellung hoher Milchleistung in den ersten Laktationen durch die Anforderungen des Wachstums verzögert. Für die Fütterung mit den Produkten des Rübenbaus kommt hierzu stets die *Verminderung der Ansatzfähigkeit für Eiweiß durch eventuelle schlechte Futterqualität.* Berechnet man die über den (nach den jetzt vorgeschlagenen Normen angenommenen) *Erhaltungsbedarf* im Futter aufgenommenen Mengen an Rohprotein, so kommt man zu folgenden Zahlen (Tabelle 2): In Versuch I erhielt die Kuh I R einen Überschuß von 509 g verdaulichem Rohprotein mit 81 g N und hatte einen Ansatz von 40,9 g N. In Versuch 5 erhielt die Kuh III G einen

Überschuß von 572 g verdaulichem Rohprotein, das sind 91,5 g N und setzte davon 46,4 g N an. In Versuch 4 erhielt die wesentlich kleinere Kuh I H einen Zusatz von 459 g verdaulichem Rohprotein mit 73 g N und setzte davon 30,8 g an. Da dieser Versuch zu Beginn der Trockenzeit stattfand, ist durchaus anzunehmen, daß der Ansatz sich noch bis zum Kalben weiter steigert. Es ist nun sehr wahrscheinlich, daß der tägliche Zuwachs des Kalbes vor der Geburt sich in steter Beschleunigung bis kurz vor dem Kalben steigert, das Gewicht sich also zur Tragezeit nicht direkt proportional sondern exponential verhält (siehe Abb. 1). Das bedeutet aber, daß auch der *Eiweißbedarf in der letzten Trächtigkeitsperiode gewissermaßen von Tag zu Tag ansteigt*

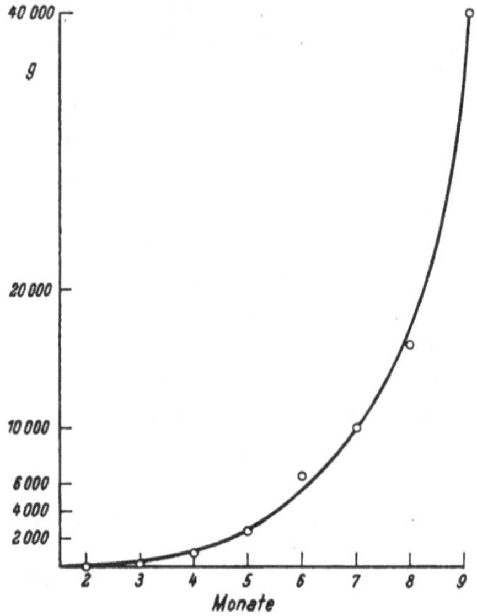

Abb. 1. Gewicht des Kalbes (Fötus) vor der Geburt

Typische Exponentialkurve nach Zahlen aus: SCHMIDT-V. PATOW-KLIESCH, Züchtung, Ernährung und Haltung der landw. Haustiere

und auch nicht einmal über kurze Fristen konstant ist. Die grundsätzliche Bedeutung dieser Erkenntnis soll hier nur erwähnt werden, da eine eingehende Behandlung über den Rahmen der Arbeit hinausgeht. Eine mögliche Konsequenz besteht aber in der Erwägung, ob sich die Fütterung im letzten Stadium der Laktation und während der Trockenzeit dieser Erkenntnis anpassen soll. Je mehr die Nährstoffversorgung der Kuh zur Zeit höchster Leistung vollwertig und rationell war, um so eher ist ein Vorteil damit verbunden, während der Trockenzeit dem zuerst geringeren, aber zuletzt einem Maximalwert zustrebenden Eiweißbedarf durch Anpassung genau zu entsprechen.

In den beiden Versuchen 2 und 3 (Tab. 2) mit der sehr mangelhaften Futtergüte wurden bei dem einen von 80 g überschüssigem verdaulichen N nur 18 g, beim anderen von 51 g verdaulichem N nur 11,6 g täglich angesetzt. In diesen Versuchen haben die Kühe also zweifellos noch während der Trokkenzeit eigene Eiweißsubstanz abbauen und zusetzen müssen. In diesem Zusammenhang sind weiterhin die Versuche 8 und 9 zu nennen, die beide in der zweiten Hälfte der Laktation für die betreffenden Kühe lagen und überraschenderweise schon für diese Periode beträchtlich positive N-Bilanzen ergaben. Im Versuch 8 setzte die Kuh I R bei einer durchschnittlichen Milchleistung von 12,7 kg noch 26,3 g N täglich an, in Versuch 9 die Kuh II C bei einer Leistung von 15,5 kg Milch 18,3 g N täglich. Dieser Befund zeigt, daß es bei reichlicher und rationeller Fütterung durchaus möglich ist, daß wachsende, trächtige Kühe (bei nachlassenden Anforderungen für die Milchproduktion) die durch eine vorherige hohe Milchleistung verbrauchten Eiweißreserven neben den Erfordernissen für den Fötus und ihr eigenes Wachstum in kräftig positiver N-Bilanz auffüllen können. Vorweggenommen werden soll hier eine Betrachtung über den Zusammenhang zwischen *Eiweißansatz und Mineralstoffhaushalt*. Nach den vorliegenden Befunden konnte ein Einfluß des Mineralstoffhaushaltes auf den N-Ansatz nicht erkannt werden. Trotz der oft unbefriedigenden Bilanzen für Calcium/Phosphor verlief der Eiweißansatz ohne erkennbare Störungen, jedoch soll diese Feststellung nicht verallgemeinert werden. Die Störungen im Mineralstoffhaushalt waren bei den vorliegenden Versuchen nicht extrem; es ist jedoch durchaus möglich und wahrscheinlich, daß bei längerem Mineralstoffdefizit auch u. a. der Eiweißansatz beeinträchtigt wird.

3. Eiweißbedarf und N-Bilanzen bei hoher Milchleistung

Zu Beginn und in der ersten Hälfte der Laktation war bei unseren relativ hoch leistungsfähigen Kühen ein erheblicher Nährstoffaufwand für die *Milchbildung* notwendig. Trotzdem konnten die N-Bilanzen in zwei Versuchen fast ausgeglichen und in zwei weiteren mit geringem Defizit gehalten werden.

Diese Versuche erscheinen deshalb geeignet, den Eiweißbedarf für die Milchbildung im Zusammenhang mit der Leistung zahlenmäßig zu belegen. Wiederum wurde nach den z. Zt. festliegenden Normen der Erhaltungsbedarf an verdaulichem Rohprotein berechnet. Die zahlenmäßigen Zusammenhänge für die jeweiligen Versuche sind am besten aus der Tabelle 2 zu ersehen. Da die Gesamtmenge an verdaulichem Rohprotein im aufgenommenen Futter für den Versuch bekannt war, wurde die über den Erhaltungsbedarf hinaus verfügbare N-Menge berechnet. Dazu addiert wurde das Doppelte der bei der schwach negativen N-Bilanz von der Kuh zugesetzten N-Menge in der Annahme, daß bei einer etwa 50%igen Ausnutzung von verdaulichem Futtereiweiß zur Ergänzung des Körpereiweißdefizits eine solche Berechnung dem wirklichen Verhältnis wohl nahekommt. Ein Berechnungsbeispiel mag dies erläutern:

Versuch 6:	Verdauliches Rohprotein im Futter	1350 g
	Erhaltungsbedarf	327 g
	Überschuß	1023 g = 163,7 g N
Addiert werden das Doppelte der negativen N-Bilanz (— 1,16 g) =		2,3 g N
Verbrauch zur Bildung von 20,4 kg Milch:		166,0 g N

je kg 8,14 g N entsprechen 51,0 g verdaulichem Rohprotein.

Es kam in diesem Zusammenhang im wesentlichen darauf an, den *N-Bedarf für die Milchbildung* nicht zu unterschätzen. Selbstverständlich stellen die aus den vier Versuchen gewonnenen Äquivalente verdaulichen Futtereiweißes je kg Milch nur Annäherungswerte dar. Durch sorgfältige Kalkulation der möglichen Fehler bei Probenahme und Analyse glaube ich, die maximal mögliche Abweichung in der N-Bilanz auf etwa ± 4—5 g N täglich festlegen zu können. Das entspricht einer Unsicherheit von nicht ganz 1 kg Milch täglich. Die Berechnungen des Bedarfs an verdaulichem Rohprotein für die Milchbildung bei unseren Kühen sind also überschlägig gesehen mit einem möglichen Fehler behaftet, der höchstens 5% ausmacht. Führt man nun die entsprechenden Berechnungen durch, so ergibt sich in Versuch 6 bei einer Milchleistung von 20,4 kg ein Aufwand von 8,14 g N je kg Milch entsprechend 51.0 g verdaulichem Rohprotein im Futter. In Versuch 7 bei einer Leistung von 24,9 kg Milch ergibt sich ein Aufwand von 8,08 g N, das sind 50,5 g verdauliches Futtereiweiß je kg Milch. In Versuch 10 bei 18,1 kg Milchleistung ein Aufwand von 7,30 g N entsprechend 45,6 g verdaulichem Rohprotein und bei Versuch 11 ein Aufwand von 7,58 g N entsprechend 47,4 g verdaulichem Rohprotein je kg Milch. Besonders der letzte Versuch 11, bei dem es gelang, die Kuh mit der hohen Leistung von 27,5 kg Milch täglich in ausgeglichener N-Bilanz und, was vorweg genommen werden soll, auch in ausgeglichener Calcium/Phosphorsäure-Bilanz zu halten, zeigt erstens, daß der Bilanzausgleich in diesem Laktationsstadium tatsächlich möglich ist und zweitens, daß der Bedarf an verdaulichem Eiweiß je kg Milch auf jeden Fall in diesem Leistungsabschnitt nicht höher liegt als die Norm für mittlere Leistungen ergibt. Es ist allerdings festzustellen, daß unsere Kühe, die der schwarzbunten Niederungsrasse angehören, im Höhepunkt der Milchleistung eine eiweißarme Milch liefern, deren N-Gehalt wesentlich unter dem bisher bekannten Durchschnitt liegt. Der Fettgehalt war allerdings auch in diesem Fall mit 3,7% durchaus befriedigend. Selbst wenn man annimmt, daß bei etwas höherer Konzentration an Eiweiß in der Milch und bei Vorliegen einer etwas stärker negativen N-Bilanz sich der gesamte tägliche N-Bedarf um die vorhin erwähnte mögliche Fehlerbreite von etwa 4 bis 5 g N *höher* stellt, so kann das Maximum auch nur bei *etwas über 50 g verdaulichem Rohprotein je kg Milch* liegen. Hinsichtlich des Eiweißbedarfs für schwarzbuntes Niederungsvieh bei einer Leistung bis zu etwa 30 kg sind damit die Unterlagen gegeben.

Wie es bei noch höheren Leistungen steht, ist natürlich mit Sicherheit noch nicht vorauszusagen. Das *Ausbleiben einer Erhöhung im Eiweißbedarf* für eine Milchleistung, die etwa das Doppelte der durchschnittlichen täglichen 15 kg beträgt, läßt nur den Schluß zu, daß die zweifellos vorhandene *Mehrbeanspruchung* des Organismus der Hochleistungskühe *rein auf energetischem Gebiete liegt*, und daß der strukturelle Eiweißbedarf hierfür innerhalb der Fehlergrenze unserer Methodik bleibt. Versuche über den Energieumsatz im Zusammenhang mit Hochleistungen an Milch sind deshalb unbedingt notwendig.

4. Schlußfolgerungen.

Für unser Grundproblem, die Fütterung von Hochleistungskühen unter den schwierigen Bedingungen der Rübenbaugebiete, ergeben sich einige wichtige Konsequenzen:

1. Der Eiweißbedarf für das Wachstum ist, wenigstens während der ersten Jahre, nicht zu vernachlässigen.
2. Im letzten Stadium der Trächtigkeit (Trockenzeit) kann sich ein ganz erheblicher Eiweißbedarf herausstellen, so daß eine über den Erhaltungsbedarf hinausgehende, zusätzliche Menge an verdaulichem Rohprotein von wenigstens 500 g täglich gewährt werden sollte.
3. Handelt es sich um Kühe, bei denen durch reichliche und rationelle Fütterung während der Laktation keine Eiweißverluste eingetreten sind, die während der Trockenzeit aufgefüllt werden müssen, so kann eine genaue Anpassung an den Eiweißbedarf in den letzten Monaten vor dem Kalben von Vorteil sein.
4. Mangelhafte Futtergüte setzt die Ansatzfähigkeit für Eiweiß in der Trokkenzeit in untragbarer Weise herab.
5. Bei Hochleistungskühen, besonders wenn sie noch jung sind, ist schon (neben der oft zu kurzen Trockenzeit) in der zweiten Hälfte der Laktation ein angemessener Überschuß an verdaulichem Eiweiß zu geben, um für Wachstum und Auffüllung der angegriffenen Eiweißsubstanz zu sorgen.
6. Bei reichlicher rationeller Fütterung gelingt es, auch Kühe mit Milchleistungen von 20 bis 30 kg täglich im Ernährungsgleichgewicht zu halten, jedoch ist dies nicht die Regel.
7. Auch die Hochleistungskuh mit einer täglichen Milchproduktion bis zu 30 kg verbraucht nicht mehr verdauliches Eiweiß je kg Milch als die durchschnittliche Norm besagt.

d) Oxalsäure im Futter

Die Zuckerrüben und ihre einzelnen Teile weisen einen zwar unter äußerem Einfluß stark schwankenden, aber immer beträchtlichen Oxalsäuregehalt auf, der bei der bekannten ungünstigen Wirkung der Oxalsäure auf die Verwertung des Calciums beachtet werden muß. Leider ist die Kenntnis der Rolle, die von der Oxalsäure im Mineralstoffwechsel landwirtschaftlicher Nutztiere eingenommen wird, absolut unzulänglich und praktisch gleich Null. In frischem natürlichem Material findet sich Oxalsäure in verschiedener Form, z. B. als freie Säure, als mehr oder weniger leicht lösliches Alkalisalz und wahrscheinlich als schwer lösliches Calciumoxalat. In fast allen vorliegenden Versuchen wurde durch Analyse des Futters und Kotes auf Oxalsäure versucht, wenigstens ein summarisches Bild über das Verhalten der Oxalsäure bei der Verdauung zu gewinnen. Die Mengen an Oxalsäure, die mit dem täglichen Futter den Kühen zugeführt wurden, waren in jedem Fall beträchtlich. Bei der Analyse der Futtermittel ergab sich zunächst, daß im Trockenjahr 1949 ein Rübenblatt mit ungewöhnlich hohem Oxalsäuregehalt anfiel, während in den späteren Jahren der Oxalsäuregehalt geringer war. Überraschend war es, daß sämtliche Partien Trockenschnitzel, die für unsere Versuche verwendet wurden, den unerwartet hohen Oxalsäuregehalt von über 1% der Trockenmasse aufwiesen. Sie stammten allerdings alle jeweils aus der gleichen Zuckerfabrik. Ob diese Oxalsäuremenge ursprünglich bei der Diffusion zurückgeblieben ist oder in dem Kalk (vermutlich Scheideschlamm) enthalten war, der für die technische Erleichterung der Trocknung den nassen Schnitzeln zugefügt wurde, bedarf der näheren Untersuchung. Ferner enthielt auch das Luzerneheu stets nicht unbeträchtliche Mengen Oxalsäure im Gegensatz zum Wiesenheu, das praktisch frei davon war. So ist es nicht verwunderlich, daß bei dem erheblichen Oxalsäureanteil aller drei Grundfuttermittel die Konzentration in der Gesamtfutterration hoch war. Einzelwerte sind aus Tabelle 3 zu ersehen. Außerdem sind im experimentellen Teil diejenigen Mengen an Calcium berechnet, die zur vollständigen Bindung der Oxalsäure des Futters notwendig sind. Jedoch überschritt die Calcium-Konzentration in allen Versuchen auch äquivalentmäßig diejenige der Oxalsäure erheblich. Es wurde auch nur zu diesem Zweck dem an sich analysenmäßig schon vorher calciumreichen Futter eine Ergänzung an Futterkalk gegeben. Bei der Gegenüberstellung der Oxalsäurezufuhr und der Ausscheidung im Kot zeigt sich ein uneinheitliches Bild (Tab. 3). Bei den meisten Versuchen ergibt sich ein gewisser Oxalsäureschwund, d. h. es wird weniger im Kot ausgeschieden als im Futter zugeführt war. Das Ausmaß dieses Oxalsäureverlustes ist aber von Versuch zu Versuch außerordentlich verschieden. Manchmal wird der größere Teil der Oxalsäure zerstört, einige Male nur relativ wenig, und bei zwei Versuchen blieb ein derartiger Oxalsäureschwund völlig aus. Es wurde, wenn man die Schwankungsbreite der Oxalsäureanalyse berücksichtigt, praktisch dasselbe Quantum wieder ausgeschieden, das im verzehrten Futter war. Daß gewisse Mengen Oxalsäure bei der Verdauung (vermutlich durch bakterielle Gärung) zerstört werden können, ist lange bekannt. Dagegen besteht völlige Unklarheit darüber, wo diese Zersetzung stattfindet. Ältere Autoren weisen auf die Pansengärung hin. Diese läßt sich jedoch nur schwer mit dem wechselnden Ausmaß oder völligen Ausbleiben der Zersetzung in Einklang bringen. Zweifellos ist es von Bedeutung, wann und wo die Bindung der Oxalsäure an das Calcium-Ion zum unlöslichen Calciumoxalat stattfindet und weiterhin, ob nur freie Oxalsäure bzw. lösliche Oxalsäureverbindungen einer bakteriellen Zersetzung unterliegen, oder ob auch Calciumoxalat auf diese Weise angegriffen wird. Wenn, was nach den vorliegenden Ergebnissen nicht ausgeschlossen erscheint, der Hauptsitz der Zersetzung erst im Dickdarm liegt, dann ist die Gesamtmenge der Oxalsäure als calciumresorptionshemmendes Mittel wirksam. Der ganze Problemkomplex bedarf dringend der eingehenden und systematischen Erforschung, denn zweifellos wird die *Verwertung des Calciums entscheidend durch den Oxalsäuregehalt des Futters beeinflußt.* Auch aus unseren Versuchen geht dies deutlich hervor.

e) Mineralstoffbilanzen und Mineralstoffhaushalt

1. Allgemeines

Alle Gebiete mit starkem Rübenbau leiden unter beträchtlichen Schwierigkeiten in ihrer Tierhaltung. So ist es in manchen intensiv Zuckerrübenbau treibenden Wirtschaften praktisch unmöglich, Milchvieh gesund aufzuziehen und längere Zeit gesund und leistungsfähig zu erhalten. Derartige Höfe beschränken sich deshalb vielfach auf Abmelkwirtschaft und Rindermast, um die in den Nebenprodukten des Rübenbaues anfallenden Futtermassen einigermaßen günstig zu verwerten und die Stallmisterzeugung zu sichern.

Die Ursache der Schwierigkeiten liegt in der schon in der Einleitung erwähnten, für die Tierhaltung ungünstigen Betriebsstruktur. So gut wie immer werden die Kühe das ganze Jahr hindurch im Stall gehalten und sind dadurch von Vitamin-D-Mangel bedroht. Am ungünstigsten ist aber die einseitige Futtergrundlage mit ihrem Mangel an gutem Heu und sonstigem gutem Rauhfutter und vor allem mit einer einseitigen und außerordentlich unausgeglichenen Mineralstoffzusammensetzung. Der *Mineralstoffhaushalt der Tiere in Rübenwirtschaften* ist geradezu der Schlüssel zum Verständnis der Aufzucht- und Haltungsschwierigkeiten. Es war deshalb eine der Hauptaufgaben der vorliegenden Arbeit, den Mineralstoffhaushalt von Kühen unter den erwähnten Fütterungsbedingungen so weit wie möglich zu erforschen. Ganz allgemein läßt sich dazu sagen, daß die üblichen und möglichen Futterrationen auf der Grundlage von Rübenprodukten basenreich, vor allen Dingen kaliumreich sind, obwohl im einzelnen hier auch bestimmte Besonderheiten zu vermerken sind. Gewöhnlich ist im Rübenblatt auch Chlor, ebenso Natrium reichlich vorhanden. Das Interesse am Mineralstoffhaushalt konzentriert sich also mehr noch als sonst auf Calcium und Phosphorsäure.

2. Calcium und Phosphorsäure

Die Bewertung der Calcium- und Phosphorsäurebilanzen unterliegt ähnlichen Gesichtspunkten wie die Eiweißbilanz. Im letzten Stadium der Trächtigkeit, vor allem während des Trockenstehens, besteht ein gewisser Bedarf für den Aufbau des Fötus und die Auffüllung der Skelettreserven an Calcium und Phosphor, weil — wie man seit langem weiß — bei sehr hoher Milchleistung die Anforderungen, die mit der Ausscheidung durch die Milch auftreten, oft nicht allein aus der Mineralstoffversorgung mit dem Futter gedeckt werden können. Ja, es wird sogar behauptet, daß eine negative Calcium/Phosphorbilanz bei Hochleistungskühen in der ersten Laktationshälfte physiologisch unvermeidlich ist, wie hoch man auch die Mineralstoffzufuhr im Futter ansetzt. Neben den eben genannten Anforderungen an die Mineralstoffe besteht für die meisten Kühe noch der Bedarf für das eigene Wachstum.

Die vorliegende Versuchsserie (Tab. 3) hatte hinsichtlich der Ca/P-Bilanzen folgenden Plan: Die Calciummenge im Futter sollte verhältnismäßig reichlich gewählt werden (schon hinsichtlich der Oxalsäurebelastung), die Phosphormenge den Bedarfsnormen entsprechend bzw. so wie sie sich aus dem Grundfutter und dem bei hoher Milchleistung gegebenen Kraftfutter ergibt, mit nur verhältnismäßig geringen Ergänzungen an mineralischen Futterzusätzen. So kommt es, daß wir ein sehr weites Ca/P-Verhältnis in der Zufuhr haben. In späteren Versuchen, die noch im Gange sind, soll dieses Verhältnis zugunsten des Phosphors abgeändert werden. Es kann schon jetzt vorweggenommen werden, daß sich die Auffassung, wonach der *Mineralstoffhaushalt* derjenige

Tabelle 3. *Übersicht über die Oxalsäure- und Mineralstoffbilanzen*

Versuch Nr.	Kuh Nr.	Gewicht kg	Laktationsstadium	Art der Rübenblattfütterung	Milch kg	Oxalsäure im Futter g	Oxalsäure im Kot g	Durchschnittl. tägliche Bilanzwerte Gramm Ca	Mg	P	K	Na	Cl
1	I R	641	Trockenzeit / 26.—16. Tag vor dem 2. Kalb	15 kg Silage	—	163,5	68,8	+23,23	+ 7,0	+6,55	+47,9	+ 9,4	+ 11,3
2	I R	697	„ 67.—57. Tag vor dem 3. Kalb	20 kg Silage	—	142,8	122,6	+ 8,81	+ 6,2	+0,25	− 36	−11,6	+ 1,2
3	IV D	608	„ 29.—19. Tag vor dem 2. Kalb	20 kg Silage	—	122,5	101,6	− 1,17	+ 3,8	+0,63	− 49	− 4,7	+ 4,6
4	I H	556	„ 60.—50. Tag vor dem 4. Kalb	35 kg frisch	—	169,3	73,9	−12,8	− 1,4	+0,92	+125	−13	(+ 58)
5	III G	642	„ 31.—21. Tag vor dem 4. Kalb	45 kg frisch	—	255,2	131,6	+ 0,8	+ 3,6	+3,13	+133	−27	+ 22
6	I R	625	Beginn der Laktation 50.—60. Tag	25 kg Silage	20,4	181,3	185,2	− 0,68	+14,9	−0,34	+ 47	+12	+ 30
7	II C	542	1. Hälfte der Laktation 80.—90. Tag	25 kg Silage	24,9	168,2	177,6	− 3,14	+14,5	−5,48	+ 23	+ 0,8	+ 11
8	I R	612	2. Hälfte der Laktation 166.—176. Tag	60 kg frisch	12,7	273,4	169,6	+ 1,97	+ 6,9	+2,03	+ 64	−59	− 27
9	II C	509	2. Hälfte der Laktation 195.—205. Tag	60 kg frisch	15,5	266,6	204,9	− 2,43	+ 4,1	−1,66	+ 37	−63	− 8
10	III G	551	Mitte der Laktation 138.—147. Tag	25 kg Silage	18,1	—*)	—	+ 8,30	+ 0,04	−8,15	− 18	− 0,7	− 23
11	IV D	545	Beginn der Laktation 40.—50. Tag	25 kg Silage	27,5	—	—	− 0,06	+ 7,7	+0,07	− 26	−10	− 29

* nicht bestimmt.

Teil der Fütterung ist, der unter den vorliegenden Bedingungen *am meisten Schwierigkeiten* bereitet, *bestätigt* hat, so daß also die Calcium/Phosphorsäureversorgung als entscheidend für den Erfolg einer solchen Rübenproduktfütterung angesehen werden muß. Daneben spielen natürlich Futtergüte und absolute Höhe der Mineralstoffzufuhr eine Rolle.

Es sei weiter vorweggenommen, daß es in einer ganzen Reihe von Versuchen, selbst unter den sorgfältigsten Haltungsbedingungen nicht gelang, eine für den jeweiligen Laktationszustand befriedigende Calcium/Phosphorbilanz zu erreichen, so daß man sich unschwer vorstellen kann, welche Schwierigkeiten in praktischen Betrieben auftreten müssen, in denen ein Ausgleich in der Mineralstoffversorgung nicht stattfindet. Unsere Kühe hatten wenigstens von Zeit zu Zeit die Möglichkeit, ihre Mineralstoffverluste wieder einzuholen. Eindeutig hat sich aber die *Versorgung mit Phosphor als der Hauptpunkt für eine befriedigende Mineralstoffbilanz* ergeben. Nur dann, wenn durch reichlichere Mengen an phosphorhaltigen Kraftfuttermitteln (Ölsaatrückstände, Weizenkleie) der Phosphorgehalt der Futterrationen auf eine angemessene Höhe kam, wurden die Ca/P-Bilanzen ausgeglichen oder wenigstens einigermaßen zufriedenstellend. Ganz unbefriedigend waren die *Mineralstoffbilanzen während der Trockenzeit* mit Ausnahme des ersten Versuches, in dem nur 15 kg Rübenblattsilage verabreicht wurden und bei dem in den letzten Wochen vor dem Kalben täglich 23,2 g Ca und 6,55 g P angesetzt wurden. Bemerkenswert ist für diesen wie für alle Versuche (Tab. 3), daß kein unmittelbarer Zusammenhang zwischen den angesetzten Ca- und Phosphormengen zu bestehen scheint, insbesondere stehen beide nicht in Äquivalenz zueinander, auch wenn man berücksichtigt, daß durch die komplizierten Futterrationen die analytischen Schwierigkeiten für eine genaue Erfassung der Mineralstoffbilanzen sehr beträchtliche sind. Bei Versuch 1 (Tab. 3) können wir annehmen, daß der beträchtliche Calciumansatz und der befriedigende Phosphoransatz dem physiologischen Bedarf entsprochen hat. Die Tatsache, daß diese Kuh noch im lebhaften Wachstum war — sie nahm in diesem Jahr 56 kg an Gewicht zu — erklärt, daß der Mineralstoffansatz höher lag, als man für den Bedarf zur Ausbildung des Kalbes rechnet. Bei allen anderen Versuchen während der Trockenzeit wurde ein befriedigender Mineralstoffansatz nicht erreicht. Der Grund liegt meines Erachtens an der *Phosphorarmut der wirtschaftseigenen Futtermittel.* Kraftfutter wurde, wie es üblich ist, während dieser Zeit nicht verabreicht und die im mineralischen Beifutter befindliche Menge von nicht ganz 6 g Phosphor vermochte keine günstige Wendung herbeizuführen. Bei den Versuchen 2 und 3 wird zweifellos die sehr schlechte Qualität der Rübenblattsilage mitgewirkt haben. In beiden Versuchen ist die Phosphorbilanz nur eben gerade ausgeglichen, d. h. der Erhaltungsbedarf gedeckt. Für das Kalb muß die Kuh also aus ihrem eigenen Bestand zugeschossen haben. Bei Versuch 2 ist immerhin noch eine mit 8,8 g positive Calciumbilanz zu verzeichnen. Offensichtlich liegt hier wie bei Versuch 1 (es ist dieselbe Kuh) eine gewisse individuelle bessere Ansatzfähigkeit für Calcium vor, denn auch bei den weiteren Versuchen mit dieser Kuh während der Laktation hatten wir relativ günstige Mineralstoffbilanzen. Bei Versuch 3 dagegen ist drei Wochen vor dem Kalben die Calcium-Bilanz mit — 1,17 g negativ, also allenfalls ausgeglichen. Sehr schlecht gestaltet sich die Mineralstoffbilanz in den Versuchen 4 und 5, bei denen frisches, sehr oxalsäurereiches Rübenblatt * und keine zusätzlichen Phosphormengen gegeben wurden. Hier haben wir in Versuch 4 sogar eine kräftig negative Calciumbilanz bei ausgeglichener bzw. etwas positiver Phosphorbilanz, und in Versuch 5 eine nur ausgeglichene Calciumbilanz bei etwas positiver Phosphorbilanz. In Versuch 4 wurden im Futter 134,4 g Ca gegeben bei einer Oxalsäuremenge von 169,3 g, die 75,4 g Ca äquivalent ist. Die verbleibenden 59 g Ca hatten demnach nicht ausgereicht, die Calciumbilanz auch nur auszugleichen; es müssen also noch andere Einflüsse zu Ungunsten der Ca-Verwertung vorhanden sein, hauptsächlich wahrscheinlich die Phosphorarmut des Futters. Vielleicht spielt hier auch der ungewöhnlich hohe Kaliumreichtum des frischen Rübenblatts eine gewisse die Ca-Bilanz drückende Rolle. Dies geht jedoch aus den übrigen Versuchen nicht so klar hervor, wie man es bisher zu wissen glaubte.

Bei den *Versuchen während der Laktation* sind die Resultate günstiger ausgefallen (Tab. 3). Die bessere Phosphorversorgung über das Kraftfutter wirkt sich bei den meisten Versuchen positiv aus. So hat die Kuh I R, die, wie schon erwähnt, über eine besonders günstige Ansatzfähigkeit für Ca/P verfügt, bei der Leistung von 20,4 kg Milch eine ganz schwach negative, also ausgeglichene Ca/P-Bilanz und in der zweiten Hälfte der Laktation bei 12,7 kg Milchleistung schon schwach positive Bilanz. Sie ist also bereits in diesem Laktationsstadium dabei, einen gewissen Ansatz vorzunehmen. Eine positive Ca-Bilanz treffen wir auch in Versuch 10 bei einer Kuh in der Mitte der Laktation mit 18,1 kg Milchleistung. Da hier aber schon wegen der geringeren Leistung nur noch minimale Mengen Kraftfutter gegeben wurden, besteht ein erhebliches P-Defizit. Bei höheren Leistungen — wir haben einen Versuch mit etwa 25 kg Milch — scheinen zunächst negative Ca/P-Bilanzen zu bestehen, wie es auch bisher allgemein angenommen wird.

Von Interesse ist allerdings Versuch 11, in dem wir bei einer Leistung von 27,5 kg Milch täglich eine glatt ausgeglichene Ca/P-Bilanz haben. Damit ist, wenn es auch vielleicht nicht allzu häufig vorkommt, und der vorliegende Fall als einzelner dasteht, die *Möglichkeit eines ausgeglichenen Mineralstoffhaushaltes auch in dieser Leistungsstufe nachgewiesen.* Es darf in diesem Zusammenhang darauf verwiesen werden, daß auch die N-Bilanz dieser Kuh für diesen Versuch ausgeglichen war. Fraglos war hier eine ausreichende Harmonie in der Nährstoff- und Mineralstoffversorgung erreicht.

3. Magnesium, Kalium, Natrium und Chlor

Die übrigen hauptsächlichsten Mineralien Mg, K, Na und Cl geben hinsichtlich ihrer Bilanzwerte kein einheitliches Bild. Da *Mg und K* stets in Konzentrationen vorhanden sind, die *weit über den Bedarf* der Tiere hinausgehen, erstreckt sich das Interesse vor allen Dingen auf den Na- und Chlorgehalt

* Außerdem war der Gesamt-Ca-Gehalt des Futters nach Herabsetzung des Trockenschnitzelanteils auf 1 kg beträchtlich vermindert.

der Futterrationen. Rüben und Rübenprodukte enthalten im Verhältnis zu anderen Futtermitteln so reichliche *Mengen an Na und Cl,* daß es für unnötig gehalten wurde, etwa einen Zusatz von Kochsalz zu den Rationen zu geben. Dieser ist auch sonst bei unseren Kühen, die ja fast das ganze Jahr mit Rübenprodukten gefüttert werden, nicht üblich, und es haben sich noch keinerlei Anzeichen für einen Kochsalzmangel herausgestellt. Bei der *Analyse der Futtermittel* zeigt sich, daß alle Silageproben gegenüber dem frischen Rübenblatt etwa nur die Hälfte an K, Na und Cl enthalten. Beträchtliche Mengen an Alkalisalzen, besonders Chloriden, müssen also bei der Einsäuerung, wahrscheinlich durch den Sickersaft, verloren gehen. Trotzdem war der Gehalt an diesen Mineralien auch in der Silage noch ziemlich hoch. Hinsichtlich der Mineralstoffbilanzen, vor allen Dingen für Mg, K, Na und in gewissem Sinne wenn auch nicht so deutlich für Chlor läßt sich aus den vorliegenden Versuchen ohne Zweifel feststellen, daß die *übliche normale Stoffwechselmethodik* zu einer Untersuchung hierüber *nicht ausreicht.* Diese leicht löslichen und im Körper leicht beweglichen Mineralstoffe, die auch stets in einer Menge vorhanden sind, die über den Bedarf hinausgeht, können für Zeiten, die uns unbekannt sind, in den Geweben in beträchtlichen Mengen gespeichert und in einem uns unbekannten Zeitmaß mehr oder weniger plötzlich wieder abgegeben werden. Die hierbei wirksamen Einflüsse kann man nur vermuten. Selbst bei länger dauernder Vorfütterung kommt in der üblichen 10-tägigen Analysenperiode kein Ausgleich der Schwankungen zustande, sodaß wir ein buntes Bild von ganz stark positiven und bei anderen Versuchen von ganz stark negativen K-, Na- und Chlorbilanzen haben, während im Gegensatz dazu bei den im Organismus ständig für lebenswichtige Funktionen verwendeten Elementen der Stoffwechsel absolut gleichmäßig verläuft und dadurch für uns erfaßbar wird. Die hier gemachten Erfahrungen hinsichtlich der Bilanzen besonders der Alkalisalze sind nicht vereinzelt, sondern entsprechen durchaus den Ergebnissen spezieller Mineralstoffbilanzversuche an verschiedenen Tierarten, die von LENKEIT und Mitarbeitern in Göttingen angestellt worden sind.

4. Die Versorgung mit Spurenelementen

Untersuchungen über den Mineralstoffhaushalt bei einer bestimmten Fütterung bedürfen nach den Erkenntnissen der letzten Jahre unbedingt einer Ergänzung hinsichtlich derjenigen selteneren Schwermetalle, die als lebenswichtig und unentbehrlich festgestellt worden sind.

Nun sind wir noch absolut im Unklaren über einen eventuellen Stoffwechsel dieser Spurenelemente. Außerdem werden deren Verbindungen so gut wie ausschließlich durch den Kot ausgeschieden. Im Harn bzw. in der Milch finden sich nur ganz winzige Konzentrationen, die sicher mit der Zufuhr im Futter und dem allgemeinen Haushalt dieser Elemente wenig in Zusammenhang stehen. Es wäre deshalb zwecklos, etwa Stoffwechselbilanzen der Spurenelemente aufzustellen. Dazu genügt auch auf keinen Fall die Genauigkeit der heute möglichen Analysenmethoden. Die Erfassung der Spurenelemente erfolgt, bedingt durch die kleinen Konzentrationen im Futter, durch Anwendung kolorimetrischer Methoden mit einer relativen Fehlerbreite von etwa 5 bis 10%. Für Stoffwechselbilanzen steigen aber die Anforderungen an die Analysengenauigkeit wesentlich und nur die exaktesten Methoden kommen hierfür in Frage. Wenn man bedenkt, daß die sich ergebende Bilanz nur ein relativ kleiner Spitzenwert ist, der sich aus der Summe einer Vielzahl von Einzeluntersuchungen an dem gesuchten Stoff ergibt, dann ist die Forderung nach der höchstmöglichen Genauigkeit der Analysen auf keinen Fall außer Acht zu lassen.

Wenn es also jetzt nicht möglich ist, regelrechte Stoffwechselversuche und Bilanzen mit Spurenelementen durchzuführen, so erschien es doch von Bedeutung, wenigstens die Größenordnung der Versorgung mit diesen Mineralstoffen unter den vorliegenden Fütterungsbedingungen zu prüfen. Es wurden deshalb in einigen Versuchen Analysen der Futtermittel auf Kupfer, Mangan und Kobalt durchgeführt. Man kann annehmen, daß in den Rübenbaugebieten die Böden kaum Mängel an Spurenelementen aufweisen werden, handelt es sich doch bei ihnen um Mineralböden bester Qualität, die außerdem noch sehr reichlich und vollwertig gedüngt werden. Indessen hängt die Aufnahme von mineralischen Elementen aus dem Boden durch die Pflanze von sehr vielen verschiedenen Funktionen ab, und es ist nicht unbedingt sicher, daß gerade die Rüben eine hohe Konzentration an solchen wichtigen Schwermetallen aufweisen. Die Größenordnung des Gehaltes an den erwähnten Spurenelementen in einigen Futtermittelproben wird deshalb in der nachfolgenden kleinen Tabelle 4 aufgeführt. Zu berücksichtigen ist allerdings, daß ein höherer Sandgehalt, d. h. eine starke Verunreinigung mit Bodenbestandteilen zu Irrtümern

Tabelle 4. *Gehalt an Spurenelementen*
(mg/kg) Cu, Mn, Co in einigen Futtermitteln

	Cu	Mn	Co
Rübenblatt, frisch	25,3	139	1,2
Rübenblatt, Silage	27,1	143	1,65
Trockenschnitzel I	25,2	61	0,5
Trockenschnitzel II	15,0	89	0
Luzerneheu I	8,9	53	0,7
Luzerneheu II	8,6	52	0,9
Melasse	20,0	0	0,53

über den Spurenelementgehalt der eigentlichen Pflanzensubstanz führen kann, insofern als die Konzentration an Spurenelementen im Boden immer wesentlich höher ist als in der Pflanzenmasse. Die Ergebnisse zeigen, daß hinsichtlich des Gehaltes an Cu und Mn Rübenblatt und Trockenschnitzel eine reichliche Versorgung bedeuten. Die Werte liegen für Kupfer etwas über dem Durchschnitt pflanzlicher Futtermittel, für Mangan entsprechen sie der Norm. Rübenblatt hatte einen recht befriedigenden Gehalt an Kobalt, der aber in seiner Höhe sicher durch den Sandgehalt beeinflußt wird, obwohl dieser mit 5,9% auf außerordentlich saubere Gewinnung des frischen Blattes schließen läßt, während die Silage sehr viel höhere Sandgehalte aufwies. Trockenschnitzel hatten dagegen einen verhältnismäßig niedrigen Gehalt, in einer anderen Probe fand sich sogar absolut kein Kobalt. Es ist also anzunehmen, daß entweder der Rübenkörper kobaltarm ist, oder daß bei der Verarbeitung das Kobalt entfernt wird. Unser Luzerneheu, das mit dem Rübenblatt verfüttert wurde, war ziemlich kupferarm bei normalem Gehalt an Mn und ausreichendem Kobaltgehalt.

5. Schlußfolgerungen

1. Die in den Rübenbaugebieten bestehenden Schwierigkeiten in der Aufzucht und Haltung eines gesunden und leistungsfähigen Milchviehbestandes beruhen weitgehend auf den durch die einseitige Futterzusammensetzung verursachten Störungen des *Mineralstoffhaushaltes.* Insbesondere ist bei Fehlen von Kraftfutter ein großer Teil der Futterrationen zu phosphorarm. In den vorliegenden Versuchen waren deshalb, von einer Ausnahme abgesehen, die Mineralstoffbilanzen während der Trockenzeit unbefriedigend.
2. Schlechte Futterqualität setzt auch die Ansatzfähigkeit für Mineralstoffe stark herab. Auch bestehen hinsichtlich der Ansatzfähigkeit für Calcium beträchtliche individuelle Unterschiede.
3. Bei Erhöhung der Phosphorzufuhr mittels phosphorreicher Kraftfuttermittel während der Laktation verbessern sich die Ca/P-Bilanzen in befriedigender Weise. Bei höheren Leistungen in der ersten Hälfte der Laktation bestehen im allgemeinen negative Ca/P-Bilanzen. Es gelang jedoch in einem Falle, bei einer Hochleistungskuh mit täglich 27,5 kg Milch durch eine sorgfältig ausgeglichene vollwertige Fütterung den Mineralstoffhaushalt ebenso wie den Eiweißhaushalt glatt auszugleichen.
4. Für die exakte Erfassung des Haushaltes der übrigen Hauptmineralien Magnesium, Kalium, Natrium und Chlor reicht die übliche Stoffwechselmethodik nicht aus. Diese Mineralstoffe wurden unter den vorliegenden Bedingungen, bei denen sie stets in Konzentrationen zugeführt werden mußten, die weit über den Bedarf der Tiere hinausgingen, in einem unbekannten Zeitmaß z. T. gespeichert, z. T. wieder abgegeben, so daß sich ohne Zusammenhang mit dem übrigen Ernährungshaushalt scheinbar willkürlich stark positive oder stark negative Bilanzen an diesen Stoffen ergaben.
5. Die Versorgung mit Spurenelementen wurde durch die Analysen der Futtermittel wenigstens der Größenordnung nach geprüft. Es ergab sich kein Anhaltspunkt für einen Mangel an Spurenelementen. Insbesondere waren Rübenprodukte reich an Kupfer und Mangan, Trockenschnitzel enthielten in einem Fall kein Kobalt.

III. Kurzberichte über die einzelnen Versuche*

Versuch Nr. 1

Kuh Nr. I R, trocken stehend.
Geboren: 17. 2. 1946. Gewicht am 22./25. 4. 1950: 641 kg.
Kälber: 2. Kalb am 7. 5. 1950 ♀.
Versuchszeit: Langfristige Fütterung mit der Versuchsration.
Analysenperiode: 13. 4.—22. 4. 1950 = 26. bis 16. Tag vor dem Kalben.
Tägliches Futter: 15 kg Rübenblatt-Silage
5 kg Trockenschnitzel
5 kg Luzerneheu
150 g Kalkmischung (80% kohlens. + 20% phosphors. Futterkalk)

Versuchsverlauf: Untersuchung des Futters usw.: die Silage wurde alle 2 Tage frisch aus dem Silo entnommen und eingewogen. Dabei wurde gleichzeitig eine Probe zur Analyse gewonnen, die sofort zur üblichen Vortrocknung kam (70°). Alle Einzelproben wurden danach gemahlen und zur Sammelprobe vereinigt. Die unvermeidbaren Futterreste wurden täglich gesammelt, zur Haltbarmachung sofort getrocknet (70°), vereinigt, gewogen (insgesamt 12 300 g lufttrocken von 10 Tagen) und gemahlen. Die Analysenprobe wurde daraus gewonnen.

Im Mittel der Messungen aller Versuchstage betrug der Wasserverbrauch 31,4 Liter, die Harnmenge 7312 ml und die Kotmenge 24 029 g frisch, 4573 g lufttrocken.

N-Bestimmungen im auf 10 000 ml aufgefüllten Harn und im Kot erfolgten vergleichsweise aus den täglichen Einzel- und (nach Versuchsende) aus den Sammelproben. Die Resultate zeigten, daß mit der täglichen Analyse keine Erhöhung der Genauigkeit verbunden war. Insbesondere waren keine N-Verluste festzustellen. Die Sammelprobenanalysen ergaben sogar durchweg geringfügig höhere Werte als der berechnete Durchschnitt der Einzelanalysen, so daß sie wahrscheinlich als exakter angesehen werden müssen.

Analysenergebnisse in %:

Sammelprobe	Trock.-substanz	In der Trockensubstanz						
		Organ. Substanz	Roh-protein	Roh-faser	Fett	Asche	Sand	N-freie Extr.-St.
Rübenblattsilage	22,93	58,88	11,06	11,35	1,60	41,12	27,96	34,87
Trockenschnitzel	91,65	95,28	9,19	17,40	0,78	4,72	0,53	67,91
Luzerneheu	83,78	89,00	16,81	27,21	1,83	11,00	0,69	43,15
Futterreste lufttrocken	91,17	70,62	14,12	16,15	1.80	29,38	17,36	38,55
Kot frisch	18,00	60,09	11,71	19,65	2,35	39,91	—	26,38

Sammelprobe	In der Trockensubstanz							
	Oxal-säure	N	Ca	Mg	P	K	Na	Cl
Rübenblattsilage	2,54	1,770	1,650	0,354	0,225	1,299	0,408	1,210
Trockenschnitzel	1.11	1,470	0,950	0.194	0,150	0,411	0,066	0,050
Luzerneheu	0,91	2,690	2,030	0,247	0,264	1,430	0,132	0,810
Futterreste	1,15	2.259	2,740	0,244	0,294	0,724	0,121	0,600
Kot	1,59	1,873	4,320	0,410	0,500	0,321	0,075	0,370
Kalkmischung	—	0,017	36,87	0,120	3,97	0	0	0,036
Harn in 1000 ml		9,369	0,232	0,610	0,0146	5,350	0,92	4,500
Wasser „ 1000 „		0	0,080	0,064	0	0	0,021	0,042

Säure-Analyse der Silage: p_H 4,2 Gesamt-Essigsäure 0,79%, Gesamt-Buttersäure 0,27%.

* Die ausführlichen Berichte mit allen experimentellen Einzeldaten und Unterlagen befinden sich als Manuskript im Institut für Tierernährung, Braunschweig-Völkenrode.

Vom gesamten Futter wurden nach Abzug der Futterreste (ohne die Kalkzulage)

	Trocken-substanz g	Organ. Substanz g	Roh-protein g	Rohfaser g	Rohfett g	N-freie Extr.-St. g	Oxalsäure g
verzehrt:	11089,61	9327,64	1347,37	2146,47	147,24	5686,58	163,45**
im Kot ausgeschieden:	4325,22	2599,02*	506,48	849,91	101,64	1160,46	68,77
verdaut:		6728,62	840,89	1296,56	(45,60)	4526,12	94,68
V. w.		72,1	62,4	60,4	(31,0)	79,6	

* Ballast: 2,6 kg ** Diese Menge würde 72,8 g Ca binden.

Die N- und Mineralstoffbilanzen errechnen sich wie folgt:

	N	Ca	Mg	P	K	Na	Cl
verzehrt in Futter und Wasser:	215,61	212,40	30,87	28,33	115,29	21,88	72,38
ausgeschieden in Kot:	81,01	186,85	17,73	21,63	13,88	3,24	16,00
im Harn:	93,69	2,32	6,10	0,15	53,50	9,20	45,00
zusammen:	174,70	189,17	23,83	21,78	67,38	12,44	61,00
Bilanz:	+ 40,91	+ 23,23	+ 7,04	+ 6,55	+ 47,91	+ 9,44	+ 11,33

Versuch Nr. 2

Kuh Nr. I R, trocken stehend.
Geboren: 17. 2. 1946. Gewicht: 14./16. 2. 51 697 kg.
Kälber: 2. Kalb am 7. 5. 1950, 3. Kalb am 11. 4. 1951.
Versuchszeit: Analysenperiode 5.—14. 2. 1951 = 67.—57. Tag vor dem Kalben.
Tägliches Futter: 20 kg schlechte Rübenblatt-Silage
5 kg Trockenschnitzel
5 kg mäßiges Luzerneheu
150 g Kalkmischung (80—20)
Versuchsverlauf: Durchführung in gleicher Weise wie bei Versuch 1.
Futterreste im täglichen Durchschnitt 490 g lufttrocken.

Im Mittel der Messungen aller Versuchstage betrug der Wasserverbrauch 31 Liter, die Harnmenge 15 515 ml, die Kotmenge 27 671 g frisch, 5057,5 g lufttrocken.

Analysenergebnisse:

Sammelprobe	Trock.-substanz	In der Trockensubstanz: Organ. Substanz	Roh-protein	Roh-faser	Fett	Asche	Sand	N-freie Extr.-St.
Rübenblattsilage . . .	19,25	53,01	11,17	8,35	1,50	46,99	35,48	31,99
Trockenschnitzel . . .	93,18	94,77	8,79	16,55	0,35	5,23	0,89	69,08
Luzerneheu	80,10	90,04	15,68	34,85	1,25	9,96	1,28	38,26
Futterreste I R	98,03	53,30	10,19	12,23	1,03	46,70	33,60	29,85
Kot I R	17,29	60,66	11,69	16,85	2,25	39,34	—	29,87

Sammelprobe	In der Trockensubstanz							
	Oxal-säure	N	Ca	Mg	P	K	Na	Cl
Rübenblattsilage . . .	2,045	1,787	1,17	0,240	0,219	1,357	0,486	1,38
Trockenschnitzel . . .	1,129	1,406	0,802	0,248	0,119	0,394	0,123	0,13
Luzerneheu	0,447	2,509	1,365	0,165	0,255	2,561	0,091	0,53
Futterreste I R	1,330	1,630	2,58	0,206	0,299	0,821	0,150	0,445
Kot I R	2,563	1,870	3,62	0,443	0,591	0,249	0,105	0,294
Kalkmischung	—	0,017	36,87	0,12	3,97	0	0	0,036
Harn I R in 1000 ml .		7,704	0,035	0,077	0,0118	12,54	2,227	4,23
Wasser in 1000 ml . .	—	0	0,079	0,062	0	0	0,021	0,042

Säureanalyse der Silage: p_H 4,75 Gesamt-Essigsäure 0,32%, Gesamt-Buttersäure 0,72%, Gesamt-Milchsäure 1,7%.

Vom gesamten Futter wurden nach Abzug der Futterreste durchschnittlich

	Trocken-substanz g	Organ. Substanz g	Roh-protein g	Rohfaser g	Rohfett g	N-freie Extr.-St. g	Oxalsäure g
verzehrt:	12033,65	9806,30	1414,61	2429,53	119,17	5839,00	142,84**
im Kot ausgeschieden:	4783,38	2901,60 *	559,18	806,00	107,62	1428,80	122,60
verdaut:		6904,70	854,43	1623,52	(11,55)	4410,20	(20,24)
(V. w.)		70,4	60,4	66,8	(9,7)	75,5	

* Ballast: 2,9 kg. ** Dies würde 63,61 g Ca entsprechen.

N- und Mineralstoffbilanzen errechnen sich wie folgt:

	N	Ca	Mg	P	K	Na	Cl
Verzehr in Futter und Wasser:	226,98	182,51	28,60	28,70	170,23	28,01	80,85
ausgeschieden im Kot:	89,45	173,16	21,19	28,27	11,91	5,02	14,06
im Harn:	119,53	0,54	1,19	0,18	194,56	34,55	65,63
zusammen:	208,98	173,70	22,38	28,45	206,47	39,57	79,69
Bilanz:	+ 18,00	+ 8,81	+ 6,22	+ 0,25	— 36,24	— 11,56	+ 1,16

Versuch Nr. 3

Kuh Nr. IV (D), trocken stehend.
Geboren: 2. 4. 1946. Gewicht: 15./17. 2. 1951 608 kg.
Kälber: 2. Kalb am 20. 3. 1950, 3. Kalb am 5. 3. 1951.
Versuchszeit (Analysenperiode): 5.—14. 2. 1951 = 29. bis 19. Tag vor dem Kalben.

Tägliches Futter: 20 kg schlechte Rübenblatt-Silage
5 kg Trockenschnitzel
3 kg mäßiges Luzerneheu
150 g Kalkmischung

Versuchsverlauf: Mehr als 3 kg Luzerneheu konnten nicht eingesetzt werden, es verblieben davon erhebliche Futterreste.

Futterreste für die ganze Analysenperiode getrocknet und vereinigt 12 885 g d. s. 1288,5 g lufttrocken im täglichen Durchschnitt. Im Mittel der Messungen aller Versuchstage betrug der Wasserverbrauch 22 Liter, die Harnmenge 10 031 ml und die Kotmenge 20 032 g frisch, 3872 g lufttrocken.

Analysenergebnisse (Futtermittel, siehe Versuch 2):

Sammelprobe	Trock.-substanz	In der Trockensubstanz						
		Organ. Substanz	Roh-protein	Roh-faser	Fett	Asche	Sand	N-freie Extr.-St.
Kot IV D	18,31	57,37	12,14	15,40	2,35	42,63	31,90	27,48
Futterreste IV D . . .	96,57	54,10	10,43	12,54	1,09	45,90	39,13	30,04

Sammelprobe	In der Trockensubstanz							
	Oxal-säure	N	Ca	Mg	P	K	Na	Cl
Kot IV D	2,770	1,9424	3,84	0,497	0,584	0,489	0,097	0,409
Futterreste IV D . . .	1,576	1,669	2,46	0,199	0,309	0,467	0,104	0,624
Harn IV D in 1000 ml		9,070	0,053	0,163	0,0166	15,68	2,69	4,54

Vom gesamten Futter wurden nach Abzug der Futterreste durchschnittlich

	Trocken-substanz g	Organ. Substanz g	Roh-protein g	Rohfaser g	Rohfett g	N-freie Extr.-St. g	Oxalsäure g
verzehrt:	9667,70	7946,71	1086,59	1773,95	90,54	4995,66	122,46**
im Kot ausgeschieden:	3668,33	2104,52*	445,34	564,92	86,21	1008,06	101,61
verdaut:		5842,19	641,25	1209,03	4,33	3987,60	20,85
(V. w.)		73,5	59,0	68,2	4,8	79,8	

* Ballast 2,1 kg. ** Diese würden 54,53 g Ca entsprechen.

N- und Mineralstoffbilanzen

	N	Ca	Mg	P	K	Na	Cl
Verzehr in Futter und Wasser:	173,83	140,26	23,63	22,22	126,33	25,80	65,14
ausgeschieden im Kot:	71,24	140,90	18,23	21,42	17,94	3,56	15,00
„ im Harn:	90,98	0,53	1,64	0,17	157,29	26,98	45,54
zusammen:	162,22	141,43	19,87	21,59	175,23	30,54	60,54
Bilanz:	+ 11,61	— 1,17	+ 3,76	+ 0,63	— 48,90	— 4,74	+ 4,60

Versuch Nr. 4

Kuh Nr. I H, trocken stehend.
Geboren: 16. 1. 1946. Gewicht am 20./22. 10. 1951 556 kg.
Kälber: 4. Kalb am 10. 12. 1951 ♂ 49,5 kg.
Versuchszeit: Langfristige Fütterung mit der Versuchsration.
Analysenperiode: 11. 10.—20. 10. 1951 = 60.—50. Tag vor dem Kalben
Tägliches Futter: 35 kg frisches Rübenblatt
1 kg Trockenschnitzel
3 kg Luzerneheu
150 g kohlens. Futterkalk

Versuchsverlauf: Vom verfütterten Rübenblatt wurde täglich eine Probe zur Analyse genommen und vorgetrocknet. Diese Einzelproben wurden schließlich zu einer Sammelprobe vereinigt. An Futterresten verblieben im Durchschnitt täglich 1213,1 g (nach Vortrocknung bei 70° lufttrocken gewogen).

Im Mittel der Messungen aller Versuchstage betrug der Wasserverbrauch 16,5 Liter, die Harnmenge 17 670 ml und die Kotmenge 17 703 g frisch, 3119,5 g lufttrocken.

Analysenergebnisse:

Sammelprobe	Trock.-substanz	In der Trockensubstanz						
		Organ. Substanz	Roh-protein	Roh-faser	Fett	Asche	N-freie Extr.-St.	Oxal-säure
Rübenblatt	16,50	80,79	14,07	10,09	1,37	19,21	55,26	3,24
Trockenschnitzel	86,74	94,29	8,61	18,32	0,40	5,71	66,96	1,13
Luzerneheu	84,82	90,95	16,64	36,04	1,41	9,05	36,86	0,42
Futterreste I H	94,19	68,05	13,01	16,41	1,43	31,95	37,20	3,35
Kot I H	16,50	70,86	13,73	23,07	3,02	29,14	31,04	2,53

Sammelprobe	In der Trockensubstanz						
	N	Ca	Mg	P	K	Na	Cl
Rübenblatt	2,251	1,126	0,293	0,263	3,551	0,822	2,681
Trockenschnitzel	1,378	0,921	0,266	0,105	0,390	0,120	0,117
Luzerneheu	2,662	1,218	0,147	0,295	2,346	0,144	0,896
Futterreste I H	2,082	2,618	0,562	0,194	0,949	—*	—*
Kot I H	2,197	5,018	0,547	0,695	0,400	0,177	0,371
Kohlens. Futterkalk	—	39,36	0,168	0	0	0	0
Harn I H in 1000 ml	5,146	0,038	0,182	0,0094	6,79	2,87	5,677
Wasser in 1000 ml	—	0,079	0,062	0	0	0,021	0,038

* Durch einen unglücklichen Zufall ging die Analysensubstanz vor Ausführung dieser Bestimmungen verloren.

Vom gesamten Futter wurden nach Abzug der Futterreste

	Trocken-substanz g	Organ. Substanz g	Roh-protein g	Rohfaser g	Rohfett g	N-freie Extr.-St. g	Oxalsäure g
verzehrt:	8044,38	7020,25	1161,99	1462,18	102,13	4284,97	169,32*
im Kot ausgeschieden:	2920,79	2069,67**	401,02	673,83	88,21	906,61	73,90
verdaut:		4950,58	760,97	788,35	13,92	3378,36	
(V. w.)		70,5	65,5	53,9	13,6	78,8	

* entspr. 75,4 g Ca. ** Ballast 2,07 kg.

N- und Mineralstoffbilanzen

	N	Ca	Mg	P	K	Na	Cl
Verzehr in Futter und Wasser:	135,90	134,44	17,82	21,39	256,83	49,72 *	169,27*
ausgeschieden im Kot:	64,17	146,57	15,98	20,30	11,68	5,17	10,84
„ im Harn:	90,93	0,67	3,22	0,17	119,98	50,71	100,31
zusaammen:	155,10	147,24	19,20	20,47	131,66	55,88	111,15
Bilanz:	+ 30,80	— 12,80	— 1,38	+ 0,92	+ 125,17	— 6,16 *	+ 58,12*

* Wegen des Verlustes bei der Analysensubstanz der Futterreste nur Annäherungswerte!

Versuch Nr. 5

Kuh Nr. III G, trocken stehend.
Geboren: 4. 2. 1946. Gewicht am 20./22. 10. 1951 642 kg.
Kälber: 4. Kalb am 11. 11. 1951 ♀ 46 kg.
Versuchszeit: Langfristige Fütterung mit der Versuchsration. 14 Tage Vorfütterung.
Analysenperiode: 11. 10.—20. 10. 1951 = 31.—21. Tag vor dem Kalben.

Tägliches Futter: 45 kg frisches Rübenblatt
1 kg Trockenschnitzel
3 kg Luzerneheu
150 g kohlens. Futterkalk

Versuchsverlauf: Siehe Versuch Nr. 4. Futterreste verblieben (nach Vortrocknung bei 70° lufttrocken gewogen) 351,0 g im Durchschnitt täglich. Im Mittel der Messungen aller Versuchstage betrug der Wasserverbrauch 32,4 Liter, die Harnmenge 30 330 ml und die Kotmenge 29 120 g frisch, 3994 g lufttrocken.

. *Analysenergebnisse* (Futtermittel siehe Versuch 4):

Sammelprobe	Trock.-substanz	In der Trockensubstanz						
		Organ. Substanz	Roh-protein	Roh-faser	Fett	Asche	N-freie Extr.-St.	Oxal-säure
Futterreste III G . . .	95,23	63,04	13,26	14,00	1,13	36,96	34,65	1,76
Kot III G	12,84	72,27	14,43 ?	22,72	3,04	27,73	32,08	3,52

Sammelprobe	In der Trockensubstanz						
	N	Ca	Mg	P	K	Na	Cl
Futterreste III G	2,122	4,19	0,206	0,235	0,977	0,212	0,790
Kot III G	2,309 ?	4,505	0,593	0,635	0,444	0,193	0,634
Harn III G in 1000 ml urspr.	3,527	0,029	0,114	0,0060	6,56	2,82	5,79

Vom gesamten Futter wurden nach Abzug der Futterreste

	Trocken-substanz g	Organ. Substanz g	Roh-protein g	Rohfaser g	Rohfett g	N-freie Extr.-St. g	Oxalsäure g
verzehrt:	10502,32	8919,86	1498,42	1769,22	137,29	5505,83	255,17**
im Kot ausgeschieden:	3739,58	2702,59*	593,62	849,63	113,68	1199,66	131,63
verdaut:		6217,27	904,80	919,59	23,61	4306,17	
(V. w.)		69,7	60,4	52,0	17,2	78,2	

* Ballast 2,7 kg. ** entspr. 113,6 g Ca.

N- und Mineralstoffbilanzen

	N	Ca	Mg	P	K	Na	Cl
verzehrt in Futter und Wasser:	239,73	170,17	29,38	27,16	349,09	65,70	221,46
ausgeschieden im Kot:	86,35	168,47	22,18	23,75	16,60	7,22	23,71
„ im Harn:	106,97	0,88	3,46	0,18	198,96	85,53	175,61
zusammen:	193,32	169,35	25,64	23,93	215,56	92,75	199,32
Bilanz:	+ 46,41	+ 0,82	+ 3,64	+ 3,13	+ 133,53	— 27,05	+ 22,14

Versuch Nr. 6

Kuh Nr. I R.
Geboren: 17. 2. 1946. Gewicht am 9./11. 7. 1950 625 kg.
Kälber: 2. Kalb am 7. 5. 1950; ♀
Versuchszeit: Langfristige Fütterung mit der Versuchsration.
Analysenperiode: 28. 6.—8. 7. 1950 = 50.—60. Tag der Laktation.

Tägliches Futter:

25 kg mäßige Rübenblattsilage	550 g Sojaschrot
3 kg mäßiges Wiesenheu	550 g Erdnußschrot
7,8 kg Trockenschnitzel	1100 g Weizenkleie
	150 g Kalkmischung (80/20)

Versuchsverlauf: Es herrschte ungewöhnlich heißes Sommerwetter. Der Wasserverbrauch erfuhr dadurch eine gewisse Steigerung. Da in diesem Zeitpunkt nur eine Wasseruhr für den Versuchsstand vorhanden war, läßt sich die aufgenommene Wassermenge nur zusammen mit der von Kuh II C (Versuch 7) angeben (130 Liter täglich). Teilt man diese Menge etwa im Verhältnis der abgegebenen Harn- und Milchmenge auf, so entfallen auf Kuh I R 59 Liter. An Futterresten blieben im täglichen Durchschnitt 393,5 g lufttrocken. Im Mittel der Messungen aller Versuchstage betrug die Milchmenge 20,4 kg (3,3% Fett), die Harnmenge 13 521 ml und die Kotmenge 33 414 g frisch, 5736 g lufttrocken.

Analysenergebnisse:

Sammelprobe	Trock.-substanz	In der Trockensubstanz						
		Organ. Substanz	Roh-protein	Roh-faser	Fett	Asche	Sand	N-freie Extr.-St.
Silage	21,87	60,85	11,26	15,75	1,80	39,15	28,55	32,04
Trockenschnitzel	90,25	95,55	8,96	18,50	0,27	4,45	0,62	67,82
Wiesenheu	84,64	93,38	8,40	36,85	2,45	6,62	1,42	45,68
Sojaschrot	87,93	93,55	53,02	4,75	1,00	6,45	0	34,78
Erdnußschrot	90,59	93,35	53,50	5,65	0,75	6,65	0	33,45
Weizenkleie	88,24	93,50	14,52	12,70	4,30	6,50	0	61,98
Futterreste	94,70	75,70	14,46	18,25	1,60	24,30	15,34	41,39
Kot	15,84	64,59	13,61	17,25	2,60	35,41	29,41	31,13

Sammelprobe	In der Trockensubstanz							
	Oxal-säure	N	Ca	Mg	P	K	Na	Cl
Silage	1,95	1,802	1,940	0,380	0,205	1,401	0,568	1,810
Trockenschnitzel	1,12	1,434	0,930	0,240	0,107	0,395	0,085	0,074
Wiesenheu	0,02	1,450	0,350	0,276	0,277	2,805	0,401	0,400
Sojaschrot	0,11	8,483	0,330	0,340	0,801	1,124	0,134	0,045
Erdnußschrot	0,11	8,563	0,330	0,410	0,768	0,544	0,059	0,134
Weizenkleie	0,19	2,323	0,228	0,503	0,996	0,992	0,078	0,082
Futterreste	2,033	2,314	2,876	0,295	0,383	0,595	0,136	0,265
Kot	3,500	2,178	3,981	0,643	0,532	0,345	0,064	0,347
Gelitakalk	—	0,017	36,87	0,120	3,97	0	0	0,036
Milch in 1 kg	—	5,260	1,200	0,120	0,934	1,580	0,712	1,210
Harn in 1000 ml	—	8,123	0,0546	0,3416	0,0597	6,902	1,47	3,20
Wasser in 1000 ml	—	—	0,080	0,062	—	—	0,022	0,040

Vom gesamten Futter wurden nach Abzug der Futterreste

	Trocken-substanz	Organ. Substanz	Roh-protein	Rohfaser	Rohfett	N-freie Extr.-St.	Oxalsäure
verzehrt:	16626,06	13967,31	2069,70	3205,52	224,00	11486,79	181,30*
im Kot ausgeschieden:	5291,46	3417,75**	720,17	912,78	137,58	1647,23	185,20
verdaut:		10549,56	1349,53	2292,74	86,42	9839,56	0
(V. w.)		75,5	65,2	71,5	38,6	85,7	—

* entspr. 80,73 g Ca. ** Ballast 3,4 kg.

N- und Mineralstoffbilanzen

	N	Ca	Mg	P	K	Na	Cl
verzehrt in Futter und Wasser:	331,20	235,19	55,98	47,67	191,19	49,71	117,41
ausgeschieden im Kot:	115,23	210,65	34,02	28,15	18,26	3,39	18,36
„ im Harn:	109,83	0,74	4,62	0,81	93,32	19,88	43,27
„ in Milch:	107,30	24,48	2,45	19,05	32,23	14,52	24,68
zusammen:	332,36	235,87	41,09	48,01	143,81	37,79	86,31
Bilanz:	— 1,16	— 0,68	+ 14,89	— 0,34	+ 47,38	+ 11,92	+ 30,13

Versuch Nr. 7

Kuh II C.
Geboren: 5. 6. 1945. Gewicht am 9./11. 7. 1950 542 kg.
Kälber: 2. Kalb am 9. 4. 1950; ♂ 51 kg.
Versuchszeit siehe Versuch Nr. 6.
Analysenperiode: 80.—90. Tag der Laktation.
Tägliches Futter: dasselbe wie bei Versuch Nr. 6.

Versuchsverlauf: siehe Versuch 6. Der Anteil des Wasserverbrauchs der Kuh II C an dem gemeinsam mit Kuh I R getrunkenen 130 Litern wird auf 71 Liter täglich geschätzt. Die Milchleistung, die bei etwa 25 kg täglich lag, wurde fast völlig gleichmäßig gehalten, etwas besser noch als bei Kuh I R, obwohl Kuh II C zum ersten Mal im Versuchsstand war.

An Futterresten blieben im täglichen Durchschnitt 911,7 g (lufttrocken). Im Mittel der Messungen aller Versuchstage betrug die Milchmenge 24,9 kg (mit 3,6% Fett), die Harnmenge 16 933 ml und die Kotmenge 31 384 g frisch, 5498 g lufttrocken.

Analysenergebnisse (Futtermittel siehe Versuch 6).

Sammelprobe	Trock.-substanz	In der Trockensubstanz						
		Organ. Substanz	Roh-protein	Roh-faser	Rohfett	Asche	Sand	N-freie Extr.-St.
Futterreste	93,25	74,80	9,55	25,25	2,10	25,20	21,85	37,90
Kot	16,13	63,45	13,95	18,10	2,40	36,55	26,77	29,00

Sammelprobe	In der Trockensubstanz							
	Oxal-säure	N	Ca	Mg	P	K	Na	Cl
Futterreste	2,434	1,528	1,746	0,213	0,297	0,820	0,175	0,747
Kot	3,508	2,232	4,031	0,637	0,567	0,326	0,074	0,324
Milch in 1 kg		5,150	1,175	0,115	0,905	1,500	0,685	1,118
Harn in 1000 ml . . .		5,405	0,106	0,334	0,0484	6,45	1,60	3,35

Vom gesamten Futter wurden nach Abzug der Futterreste

	Trocken-substanz	Organ. Substanz	Roh-protein	Rohfaser	Rohfett	N-freie Extr.-St.	Oxalsäure
verzehrt:	16148,55	13628,34	2186,33	3058,86	212,11	11318,82	168,19 *
im Kot ausgeschieden:	5063,66	3212,89 **	706,38	916,52	121.53	1468,46	177,64
verdaut:		10415,45	1479,95	2142,34	90,58	9850,36	—
V. w.		76,4	67,7	70,0	42,7	87,0	—

* entspr. 74,90 g Ca. ** Ballast 3,2 kg.

N- und Mineralstoffbilanzen

	N	Ca	Mg	P	K	Na	Cl
verzehrt in Futter und Wasser:	326,83	232,03	55,27	46,58	186,44	48,73	112,08
ausgeschieden im Kot:	113,02	204,12	32,25	28,71	16,51	3,75	16,41
„ im Harn:	91,52	1,79	5,66	0,82	109,22	27,09	56,73
„ in Milch:	128,24	29,26	2,86	22.53	37,35	17,06	27,84
zusammen:	332,78	235,17	40,77	52,06	163,08	47,90	100,98
Bilanz:	— 5,85	— 3,14	+ 14,50	— 5,48	+ 23,36	+ 0,83	+ 11,10

Versuch Nr. 8

Kuh Nr. I R.
Geboren: 17. 2. 1946. Gewicht am 2./4. 11. 1950 612 kg.
Kälber: 2. Kalb am 7. 5. 1950 ♀.

Versuchszeit: Analysenperiode nach 3 Wochen Vorfütterung, vom 23. 10. bis 2. 11. 1950 = 166. bis 176. Tag der Laktation.

Tägliches Futter: 60 kg Rübenblatt frisch
2 kg Trockenschnitzel
3 kg Luzerneheu
150 g Kalkmischung (80/20)

Versuchsverlauf: Trotz der hohen Gabe an Rübenblatt, das allerdings ziemlich sauber gewonnen war, zeigten beide Kühe der Versuchsserie keinen Durchfall (I R und II C). Auffällig war der hohe Wasserverbrauch, der trotz des wasserreichen Futters stattfand und für beide Kühe zusammen 89 Liter täglich betrug, von denen für Kuh I R etwa 41 Liter eingesetzt werden können. Daraus resultiert die große Harmenge. An Futterresten verblieben im täglichen Durchschnitt 587 g.

Im Mittel der Messungen aller Versuchstage betrug die Milchmenge 12,7 kg mit 3,7% Fett, die Harnmenge 37 667 ml und die Kotmenge 34 233 g frisch, 4521 g lufttrocken.

Analysenergebnisse:

Sammelprobe	Trock.-substanz	In der Trockensubstanz						
		Organ. Substanz	Roh-protein	Roh-faser	Fett	Asche	Sand	N-freie Extr.-St.
Rübenblatt	17,42	78,51	12,14	11,60	1,30	21,49	8,09	53,47
Trockenschnitzel	90,25	95,22	8,75	19,95	0,40	4,78	0,77	66,12
Luzerneheu	84,56	90,56	16,71	36,00	1,20	9,44	0,83	36,65
Futterreste I R	96,14	49,31	10,16	13,35	1,35	50,69	37,05	24,45
Kot I R	12,45	64,59	14,44	21,90	2,35	35,41	21,89	25,90

Sammelprobe	In der Trockensubstanz							
	Oxal-säure	N	Ca	Mg	P	K	Na	Cl
Rübenblatt	2,298	1,94243	1,110	0,256	0,291	3,899	0,642	2,41
Trockenschnitzel	1,183	1,4000	0,992	0,211	0,107	0,395	0,085	0,074
Luzerneheu	0,417	2,6736	1,388	0,197	0,169	2,498	0,073	0,540
Futterreste	1,842	1,6256	3,167	0,216	0,261	0,567	0,196	0,701
Kot	3,978	2,3104	4,460	0,573	0,591	0,551	0,235	0,495
Gelitakalk	—	0,017	36,87	0,12	3,97	0	0	0,036
Milch in 1 kg		5,60	1,23	0,12	0,91	1,55	0,60	1,00
Harn in 1000 ml		2,417	0,056	0,1088	0,062	9,76	2,956	6,52
Wasser in 1000 ml		—	0,0794	0,060	—	—	0,021	0,042

Vom gesamten Futter wurden nach Abzug der Futterreste

	Trocken-substanz	Organ. Substanz	Roh-protein	Rohfaser	Rohfett	N-freie Extr.-St.	Oxalsäure
verzehrt:	14229,46	11943,63	1793,37	2410,44	165,92	7573,91	273,39*
im Kot ausgeschieden:	4263,30	2753,67**	615,62	933,66	100,19	1104,19	169,59
verdaut:		9189,96	1177,75	1476,78	64,73	6469,72	103,80
(V. w.)		76,9	63,6	61,3	39,0	85,4	

* entspr. 121,74 g Ca. ** Ballast 2,75 kg.

N- und Mineralstoffbilanzen

	N	Ca	Mg	P	K	Na	Cl
verzehrt in Futter und Wasser:	286,97	209,84	36,99	41,13	474,82	70,23	252,41
ausgeschieden im Kot:	98,50	190,14	24,43	25,20	23,49	10,02	21,10
„ im Harn:	91,04	2,11	4,10	2,34	367,36	111,34	245,59
„ in Milch:	71,12	15,62	1,52	11,56	19,69	7,62	12,70
zusammen:	260,66	207,87	30,05	39,10	410,81	128,98	279,39
Bilanz:	+ 26,31	+ 1,97	+ 6,94	+ 2,03	+ 64,01	− 58,75	− 26,98

Versuch Nr. 9

Kuh Nr. II C.
Geboren: 5. 6. 1945. Gewicht am 2./4. 11. 1950 509 kg.
Kälber: 2. Kalb am 9. 4. 1950; ♂ 51 kg.
Versuchszeit: Analysenperiode vom 23. 10.—2. 11. 1950 nach 3 Wochen.
Vorfütterung = 195. bis 205. Tag der Laktation.
Tägliches Futter: 60 kg Rübenblatt frisch
2 kg Trockenschnitzel
3 kg Luzerneheu
150 g Kalkmischung (80/20)

Versuchsverlauf: Siehe Versuch Nr. 8. Von dem Gesamtverbrauch an 89 Liter Wasser täglich mit Kuh I R zusammen wurden auf Grund von Harn- und Milchmenge für Kuh II C 48 Liter eingesetzt. An Futterresten verblieben im täglichen Durchschnitt 715 g. Im Mittel der Messungen aller Versuchstage betrug die Milchmenge 15,5 kg (mit 3,9% Fett), die Harnmenge 43 233 ml und die Kotmenge 34 264 g frisch, 4751 g lufttrocken.

Analysenergebnisse (Futtermittel siehe Versuch Nr. 8):

	Trock.-substanz	In der Trockensubstanz						
		Organ. Substanz	Roh-protein	Roh-faser	Fett	Asche	Sand	N-freie Extr.-St.
Futterreste II C	95,32	58,71	10,04	21,80	1,20	41,29		25,67
Kot II C	13,06	64,52	14,80	21,40	2,20	35,48	22,67	26,12

	In der Trockensubstanz							
	Oxal-säure	N	Ca	Mg	P	K	Na	Cl
Futterreste II C	2,527	1,6064	2,641	0,268	0,260	1,032	0,237	0,528
Kot II C	4,578	2,368	4,273	0,586	0,584	0,372	0,130	0,418
Milch in 1 kg	—	5,35	1,19	0,11	0,88	1,49	0,57	1,02
Harn in 1000 ml . . .	—	1,804	0,057	0,101	0,065	9,11	2,780	5,23

Vom gesamten Futter wurden nach Abzug der Futterreste

	Trocken-substanz	Organ. Substanz	Roh-protein	Rohfaser	Rohfett	N-freie Extr.-St.	Oxalsäure
verzehrt:	14112,26	11821,78	1782,28	2337,20	165,36	7536,94	266,57 *
im Kot ausgeschieden:	4475,44	2887,55**	662,37	957,74	98,46	1168,98	204,89
verdaut:		8934,23	1119,91	1379,46	66,90	6367,96	61,68
V. w.		75,6	62,8	59,0	40,5	84,05	

* entspr. 118,70 g Ca. ** Ballast 2,9 kg.

N- und Mineralstoffbilanzen

	N	Ca	Mg	P	K	Na	Cl
verzehrt in Futter und Wasser:	285,19	209,71	36,38	40,83	470,99	69,72	252,77
ausgeschieden im Kot:	105,98	191,24	26,23	26,14	16,65	5,82	18,71
„ im Harn:	77,99	2,46	4,37	2,81	393,85	120,19	226,11
„ in Milch:	82,93	18,44	1,71	13,64	23,10	8,83	15,81
zusammen:	266,90	212,14	32,31	42,59	433,60	134,84	260,63
Bilanz:	+ 18,29	− 2,43	+ 4,07	− 1,66	+ 37,39	− 64,98	− 7,86

Versuch Nr 10

Kuh Nr. III G, Mitte der Laktation.
Geboren: 4. 2. 1946. Gewicht: am 24./26. 4. 1951 551 kg.
Kälber: 3. Kalb am 25. 11. 1950; ♀.
Versuchszeit: Innerhalb langfristiger Fütterung.
Analysenperiode: vom 14. 4. 1951—23. 4. 1951 = 138.—147. Tag der Laktation.

Tägliches Futter:		
25 kg Rübenblatt-Silage	250 g Sojaschrot
6 kg Trockenschnitzel	250 g Erdnußschrot
3 kg Luzerneheu	500 g Weizenkleie
	150 g Kalkmischung (80/20)

Versuchsverlauf: Glatt. Im täglichen Durchschnitt verblieben 327,5 g Futterreste (lufttrocken), die in der ständig geübten Weise analysiert wurden. Im Mittel der Messungen aller Versuchstage betrug der Wasserverbrauch 45 Liter, die Milchmenge 18,1 kg (3,9% Fett), die Harnmenge 12 257 ml und die Kotmenge 31 462 g frisch, 5515 g lufttrocken.

Analysenergebnisse:

Sammelprobe	Trock.-substanz	In der Trockensubstanz						
		Organ. Substanz	Roh-protein	Roh-faser	Fett	Asche	Sand	N-freie Extr.-St.
Silage	17,50	56,72	11,55	12,45	1,77	43,28	32,33	30,95
Trockenschnitzel	91,01	94,91	8,45	15,30	0,15	5,00	0,09	71,01
Luzerneheu	80,69	90,93	17,73	36,74	1,42	9,07	0,93	35,04
Sojaschrot	91,16	93,87	42,99	6,45	1,82	6,13	0,08	42,61
Erdnußschrot	92,22	93,58	56,26	3,20	0,70	6,42	0,14	33,42
Weizenkleie	90,14	93,41	14,84	12,05	3,55	6,59	0,18	62,97
Futterreste	98,19	52,27	10,23	15,69	1,46	47,73		24,89
Kot	16,36	56,33	11,88	19,60	2,18	43,67	31,52	22,67

	In der Trockensubstanz						
	N	Ca	Mg	P	K	Na	Cl
Silage	1,848	1,450	0,260	0,209	1,360	0,470	0,834
Trockenschnitzel	1,352	0,884	0,246	0,112	0.409	0.124	0,144
Luzerneheu	2,877	1,400	0,164	0,301	2,312	0,043	0,525
Sojaschrot	6,878	0,250	0,362	0,978	0.951	0,119	0,053
Erdnußschrot	9,002	0,363	0,402	0,749	0,493	0,097	0,078
Weizenkleie	2,374	0,152	0,546	1,053	1,068	0,129	0,072
Futterreste	1,637	1,693	0,187	0,531	0,880	0,208	0,652
Kot	1,901	3,300	0,574	0,531	0,445	0,100	0,463
Gelitakalk	0,017	36,87	0.120	3,97	0	0	0,036
Milch in 1 kg	4,80	1,235	0,110	0,902	1,209	0,55	1,06
Harn in 1000 ml	7,919	0.0515	0,305	0,0762	9,564	1,248	3,07
Wasser in 1000 ml	—	0,080	0,061	—	—	0,020	0,040

Vom gesamten Futter wurden nach Abzug der Futterreste

	Trocken-substanz	Organ. Substanz	Roh-protein	Rohfaser	Rohfett	N-freie Extr.-St.
verzehrt:	12843,88	10547,89	1657,58	2295,47	137,07	6457,77
im Kot ausgeschieden:	5148,25	2900,01 *	611,61	1009,06	112,23	1167,11
verdaut:		7647,88	1045,97	1286,41	24,84	5290,66
(V. w.):		72,5	63,1	56,0	(18,1)	81,9

* Ballast 2,9 kg.

N- und Mineralstoffbilanzen

	N	Ca	Mg	P	K	Na	Cl
verzehrt in Futter und Wasser:	265,25	201,17	35,32	36,45	143,09	29,67	57,40
ausgeschieden im Kot:	97,87	169,89	29,55	27,34	22,91	5,14	23,84
„ im Harn:	97,06	0,63	3,74	0,93	117,23	15,30	37,63
„ in Milch:	86,88	22,35	1,99	16,33	21,88	9,96	19,19
zusammen:	271,83	192,87	35,28	44,60	162,02	30,40	80,66
Bilanz:	— 6,58	+ 8,30	+ 0,04	— 8,15	— 18,93	— 0,73	— 23,26

Versuch Nr. 11

Kuh Nr. IV D, Anfang der Laktation.
Geboren: 2. 4. 1946. Gewicht am 24./26. 4. 1951 545 kg.
Kälber: 3. Kalb am 5. 3. 1951; ♀.
Versuchszeit: Innerhalb langfristiger Fütterung.
Analysenperiode vom 14. 4.—23. 4. 1951 = 40.—50. Tag der Laktation
Tägliches Futter: 25 kg Rübenblatt-Silage, 8 kg Trockenschnitzel, 3 kg Luzerneheu, 750 g Sojaschrot, 750 g Erdnußschrot, 1500 g Weizenkleie, 150 g Kalkmischung (80/20)

Versuchsverlauf: Wie bei 10. Die Menge der Futterreste war bei dieser Kuh etwas größer und betrug im täglichen Durchschnitt 871,9 g (lufttrocken). Im Mittel der Messungen aller Versuchstage betrug der Wasserverbrauch 62 Liter, die Milchmenge 27,5 kg (3,72% Fett), die Harnmenge 14 664 ml, die Kotmenge frisch 31 724 g, bzw. 6000 g lufttrocken.

Analysenergebnisse (Futtermittel siehe Kuh III G):

Sammelprobe	Trock.-substanz	In der Trockensubstanz						
		Organ. Substanz	Roh-protein	Roh-faser	Rohfett	Asche	Sand	N-freie Extr.-St.
Futterreste	95,38	56,96	12,12	12,77	1,73	43,04	35,01	30,34
Kot	17,50	61,07	13,34	20,16	2,20	38,93	27,30	25,37

	In der Trockensubstanz						
	N	Ca	Mg	P	K	Na	Cl
Futterreste	1,939	2,043	0,204	0,304	0,899	0,224	0,702
Kot	2,134	3,180	0,543	0,504	0,470	0,119	0,423
Milch in 1 kg	4,590	1,201	0,108	0,900	1,192	0,510	1,010
Harn in 1000 ml	8,716	0,1135	0,499	0,0731	8,837	1,558	2,491

Vom gesamten Futter wurden nach Abzug der Futterreste

	Trocken-substanz	Organ. Substanz	Roh-protein	Rohfaser	Rohfett	N-freie Extr.-St.
verzehrt:	15972,33	13671,20	2332,63	2670,98	173,62	8493,95
im Kot ausgeschieden:	5554,20	3391,95*	740,93	1119,73	122,19	1409,10
verdaut:		10279,25	1591,70	1551,25	51,43	7084,85
(V. w.):		75,2	68,2	58,1	29,6	83,4

* Ballast 3,4 kg.

N- und Mineralstoffbilanzen

	N	Ca	Mg	P	K	Na	Cl
verzehrt in Futter und Wasser:	373,25	211,25	48,15	54,11	162,12	33,23	58,24
ausgeschieden im Kot:	119,89	176,62	30,16	28,22	26,10	6,61	23,49
„ im Harn:	127,81	1,66	7,32	1,07	129,59	22,85	36,53
„ in Milch:	126,23	33,03	2,97	24,75	32,78	14,03	27,78
zusammen:	373,93	211,31	40,45	54,04	188,47	43,49	87,80
Bilanz:	— 0,68	— 0,06	+ 7,70	+ 0,07	— 26,35	— 10,26	— 29,56

Zusammenfassung

Es wurden Versuchsreihen an trächtigen und laktierenden Kühen hoher Leistung durchgeführt, die den Nährstoffhaushalt — insbesondere den Mineralstoffhaushalt — unter den schwierigen Grundfutterverhältnissen der Rübenbaugebiete erhellen sollten.

1. Die Untersuchungen über den Verzehr an Trockensubstanz und Ballast ließen erkennen, daß die Ballastaufnahme nicht als Maßstab für die Sättigung der Tiere herangezogen werden kann, sondern daß ihre Bedeutung vielmehr in der Erhaltung einer normalen Verdauungstätigkeit liegt.

2. Der Fettgehalt der in den Versuchen verfütterten Rationen lag weit unter der von vielen Seiten geforderten optimalen Versorgungslage. Die Berechnung des sogenannten verdaulichen Fettes ergab außerordentlich niedrige Werte. Aus der Beobachtung, daß gesunde Hochleistungskühe trotz niedriger Rohfettzufuhr über lange Zeiträume bei guten Milch- und Milchfettleistungen bleiben können, ist abzuleiten, daß die Vorstellung von der Notwendigkeit hoher Fettkonzentrationen in der Nahrung der Wiederkäuer einer Revision bedarf.

3. Die Untersuchungen über den Eiweißhaushalt ergaben Einblick in den Eiweißbedarf während der Laktation, besonders aber während des letzten Stadiums der Trächtigkeit und lassen Schlüsse über den Bedarf an verdaulichem Rohprotein je kg Milch bei hoher Leistung zu. Die entsprechenden Schlußfolgerungen sind auf Seite 351 zusammengefaßt.

4. Der Oxalsäuregehalt des täglichen Futters war beträchtlich. Da die Oxalsäure die Verwertung des Ca stark beeinflußt, werden die Fragen einer Bindung an das Ca-Ion, sowie einer vermutlich bakteriellen Zersetzung eingehend diskutiert.

5. Durch Analyse der Futtermittel und Exkremente wurde Einblick in den Stoffwechsel von Ca, P, Mg, K, Na und Cl gewonnen. Ebenso wurde die Versorgung mit den Spurenelementen Cu, Mn und Co überprüft. Dabei stellte sich vor allem heraus, daß in Rübenbaugebieten bei Fehlen von Kraftfutter ein großer Teil der Rationen zu phosphorarm ist und daß dadurch unbefriedigende Mineralstoffbilanzen verursacht werden. Eine Zusammenfassung der diesbezüglichen Schlußfolgerungen befindet sich auf Seite 359.

Die Durchführung der vorliegenden Arbeit wurde durch einen Zuschuß aus ERP-Mitteln gefördert.

Ein kleiner Teil der Analysen, insbesondere die zum Weender Analysengang gehörenden Bestimmungen von Rohfaser und Rohfett wurden im Untersuchungslaboratorium der Forschungsanstalt für Landwirtschaft ausgeführt. Die übrigen Analysen sind im eigenen Speziallaboratorium des Instituts für Tierernährung durchgeführt worden.

Hervorragenden Anteil an der erfolgreichen Bewältigung der nicht unerheblichen technischen und prinzipiellen Schwierigkeiten bei den in gewisser Weise erstmaligen Versuchen haben auch die übrigen Mitarbeiter unseres Instituts Frau G. Halle, Frau A. Blut, Frau E. Brandes, Frl. Dr. W. Erdmann und Herr W. Warmbold. Ihnen allen gilt unser ganz besonderer Dank.

Literaturverzeichnis

Eine vollständige Aufführung aller einschlägigen Literaturzitate ist aus räumlichen Gründen unmöglich. Es werden deshalb nur die wichtigsten Sammelwerke und diejenigen Originalarbeiten angeführt, die von grundlegender Bedeutung für die bearbeiteten Probleme sind.

[1] ARMSBY, H. P.: The nutrition of farm animals. New York 1917.

[2] BUSCHMANN, A.: Untersuchungen über den Eiweißbedarf der Milchkuh und den Einfluß eiweißreicher und eiweißarmer Fütterung auf die Menge und Zusammensetzung der Milch. Landw. Vers.-Sta. 101, 1—216, 1923.

[3] BUSCHMANN, A.: Untersuchungen über die Bedeutung des Fettes im Futter der Milchkuh. Tierernährung 1, 129—178, 1930.

[4] ELLENBERGER, H. B., NEWLANDER, J. H. and JONES, C. H.: Calcium and phosphorus requirement of dairy cows. I. Weekly balances through lactation and gestation periods. Vt. Agric. Exp. Sta. Bull. 331, 1931.

[5] ELLENBERGER, H. B., NEWLANDER, J. H. and JONES, C. H.: Calcium and phosphorus requirements of dairy cows. II. Weekly balances through lactation and gestation periods. Ebenda 342, 1932.

[6] FORBES, E. B. and BEEGLE, F. M.: The mineral metabolism of the Milch cow. I. Ohio Agric. Exp. Sta. Bull. 295, 1916.

[7] FORBES, E. B. and associates: The mineral metabolism of the Milch cow. II. Ebenda 308, 1917.

[8] FORBES, HALVERSON, J. O. and MORGAN, L. E.: The mineral metabolism of the Milch cow. III. Ebenda 330, 1918.

[9] FORBES, E. B. and SWIFT: The efficiency of utilization of protein in milk production as indicated by nitrogen balance experiments. J. Dairy Sci. 8, 15, 1925.

[10] FORBES, E. B., FRIES, J. A., BRAMAN, W. W. and KRISS, M.: The relative utilization of feed energy for body maintenance, body increase and milk production of cattle. J. Agric. Res. 33, 483, 1926.

[11] FORBES, E. B. and associates: The mineral requirements of milk production: the annual cycle of mineral and nitrogen metabolism of the Milch cow as affected by alfalfa hay, timothy hay, bone flour and ground lime stone. Pa. Agric. Exp. Sta. Tech. Bull. 319, 1935.

[12] FRIES, J. A., BRAMAN, W. W. and KRISS, M.: On the protein requirement of milk production. J. Dairy Sci. 7, 11—23, 1924.

[13] FRIES, J. A., BRAMAN, W. W. and COCHRANE: Relative utilization of energy in milk production and body increase of dairy cows. U. S. Dep. Agric. Bull. 1284, 1924.

[14] HANSSON, N.: Fütterung der Haustiere (dtsch. Übersetzung). Dresden 1926.

[15] HANSSON, N.: Der Eiweißbedarf bei der Milchproduktion der Kühe. Z. Tierzchtg. 5, 311, 1927.

[16] HILLS, J. L. et al.: The protein requirements of dairy cows. Vt. Agric. Exp. Sta. Bull. 225, 1922.

[17] HUFFMAN, C. F. and associates: Phosphorus requirement of dairy cattle when alfalfa furnishes the principle source of protein. Mich. Agric. Exp. Sta. Tech. Bull. 134, 1933.

[18] KELLNER, O.: Die Ernährung der landw. Nutztiere. Berlin 1924.

[19] KOHMAN, E. F.: Oxalic acid in foods and its behaviour and fate in the diet. J. Nutrition 18, 233—244, 1939.

[20] KÖNIG: Chemie der Nahrungsmittel. Berlin 1920.

[21] LENKEIT, W. und M. BECKER: Praktikum der Ernährungsphysiologie der Haustiere. Göttingen 1949.

[22] LINTZEL, W.: Der Mineralstoffwechsel. In E. MANGOLD: Handbuch der Ernährung und des Stoffwechsels der landw. Nutztiere. Bd. III, Berlin 1931.

[23] MAYNARD, L. A., GREAVES, J. E. and SMITH, H. H.: Phosphorus supplements improve sugarbeet by-product rations for cattle. Utah Agric. Exp. Sta. Bull. 265, 1936.

[24] MAYNARD, L. A. and associates: III. Further studies of influence of different levels of fat intake upon milk secretion. Cornell Univ. Agr. Exp. Sta. Bull. 753, 1941.

[25] MAYNARD, L. A.: Animal Nutrition. New York and London 1947.

[26] MEIGS, E. B. and associates: The effects on calcium and phosphorus metabolism in dairy cows of feeding low-calcium rations for long periods. J. Agric. Res. 51, 1—26, 1935.

[27] MØLLGAARD, H.: Fütterungslehre des Milchviehs. Die quantitative Stoffwechselmessung und ihre bisherigen Resultate beim Milchvieh. Hannover 1929.

[28] MOLLGAARD, H.: Grundzüge der Ernährungsphysiologie der Haustiere. Berlin 1931.

[29] MORRIS, S.: The protein requirements of lactation. Nutrition Abstracts and Revs. 6, 273—280, 1936.

[30] OSLAGE, H. J.: Untersuchungen über die Calciumresorption beim Wiederkäuer. Dissert. Göttingen 1951.

[31] RICHTER, K. und BECKER, M.: Die Ernährung der landwirtschaftlichen Nutztiere. In ROEMER, SCHEIBE, SCHMIDT, WOERMANN: Handbuch der Landwirtschaft III, Berlin u. Hamburg 1952.

[32] SCHMIDT, J., VON PATOW, C., KLIESCH, J.: Züchtung, Ernährung und Haltung der landwirtschaftlichen Haustiere. Berlin u. Hamburg 1950.

[33] VÖLTZ, W. u. KIRSCH: Der Eiweißstoffwechsel der landw. Nutztiere in MANGOLD: Handbuch der Ernährung und des Stoffwechsels der landwirtschaftlichen Nutztiere. Bd. III, Berlin 1931.

Aus dem Institut für Tierzucht und Molkereiwesen der Universität Halle/S.
(Direktor: Prof. Dr. W. WUSSOW)

G. COMBERG und W. ROSENHAHN

DIE FUTTERWIRKUNG VON TABAKEXTRAKTIONSSCHROT BEI MILCHKÜHEN UND SÄUGENDEN SCHAFEN

Die schwierige Ernährungslage während der Kriegs- und Nachkriegsjahre hat dazu geführt, jede bisher noch nicht ausgeschöpfte Fettquelle zu erschließen. Diese Bestrebungen haben u. a. auch den Tabaksamen und die zusätzliche Gewinnung von Öl aus demselben in das Blickfeld der Betrachtungen und Untersuchungen gerückt. Die Möglichkeit hierzu wird von verschiedenen Verfassern hervorgehoben, und ist der Hinweis auf die günstige Qualität des gewonnenen Öles besonders zu beachten. Diese zusätzliche Samenkultur neben der Blattgewinnung wird nun in Bezug auf die Ertragshöhen unterschiedlich angegeben. KOENIG [5] nennt Ernten von 6—7,5 dz/ha, MATZNER [6] errechnet aus Einzelversuchen einen Durchschnittsertrag von 7,7 dz/ha (4,73—15,65 dz/ha), GRAEPEL [2] erntete 10 dz/ha; HEINISCH [3] hingegen erzielte Erträge von nur 4 bis 5 dz/ha, so daß zusammenfassend der Durchschnittsertrag nicht zu hoch angesetzt werden darf. Dabei erstreben züchterische Maßnahmen eine Erhöhung des Fettanteils der Samen.

Außer der Ölausbeute (Fettgehalt des Samens 35—40%) für die menschliche Ernährung sind nun die zurückbleibenden *Preßrückstände für die Tierfütterung* von Interesse. MATZNER [6] berichtet von 400—600 kg je ha an Preßkuchen. RIETHUS [9] stellte fest, daß diese Rückstände frei von Nikotin sind. Entsprechend dem bei allen einheimischen Ölsaaten üblichen weiteren Fettentzuge aus den Preßkuchen kommen diese Rückstände als *Tabakextraktionsschrote* in den Handel. Bei Verwendung der von NEHRING und SCHRAMM [7] ermittelten Verdauungskoeffizienten beträgt der Nährwert der Tabakschrote nach Analysen, durchgeführt im chemischen Laboratorium der Außenstelle Iden/Altmark des Tierzucht-Institutes Halle/S.:

Gehalt an Rohnährstoffen in %

Trockensubst. %	Rohprotein	Rohfett	Rohfaser	N-fr. E-St.	Asche
88,51	31,77	0,62	25,23	18,66	12,23

Gehalt an verdaul. Nährstoffen in %

88,51	23,67	0,48	6,99	12,69	12,23

Der Eiweißgehalt liegt demnach günstig und zeigt auch eine normale Verdaulichkeit, während der Rohfasergehalt relativ unliebsame, hohe Werte zeigt. Es ist darum mit Sicherheit anzunehmen, daß diese Rückstände einer Pflanze des einheimischen Ölsaatenanbaues ihrem Eiweißgehalt gemäß zu den wertvollen Kraftfuttermitteln gehören müßten. Dazu war es jedoch erforderlich, dieses bisher weitgehend unbekannte Futtermittel auf seine Tauglichkeit für die Tierfütterung zu untersuchen.

SCHOLZ [10] berichtet von einer Verfütterung von Tabaksamenpreßrückständen (Fettgehalt 8,2%) an Hammel. Der Versuch verlief bei Gaben von 100 g pro Tier und Tag ohne Störung. NEHRING und SCHRAMM [7] stellten bei Stoffwechselversuchen mit Hammeln und Schweinen bei befriedigenden Zunahmen ebenfalls keine Besonderheiten fest. Vom Institut für Tierzucht Halle/S. wurde nun auf seinem Versuchsgut Iden/Altmark während der Winterfütterung 1949/50 ein Vorversuch durchgeführt, um die Futterwirkung von Tabakextraktionsschrot bei Milchkühen zu ermitteln (Comberg [1]). Hier erhielt eine kleinere Gruppe von Versuchskühen Tabakextraktionsschrot in Mischung mit Trockenschnitzeln. Dabei wurden durchschnittlich 2,56 kg reines Tabakschrot bei einer Höchstgabe von 2,8 kg pro Kuh und Tag verfüttert. Das Futtermittel wurde nach kurzem Eingewöhnen gern genommen ohne erkennbare Einwirkungen auf die Lebensfunktionen der Tiere. Im Vergleich zu Mohnextraktionsschrot fand sowohl bei der Milchmenge wie auch beim prozentischen Fettgehalt eine schwache Senkung statt. Diese war jedoch zu gering, um das Tabakextraktionsschrot als Kraftfuttermittel für Milchkühe abzulehnen.

Das Ergebnis dieses Vorversuches war demnach günstig; es begründete die Notwendigkeit der Erweiterung dieser Untersuchungen und Überprüfung an einem größeren Material. Derartige Versuche wurden ebenfalls in Iden durchgeführt und über die Milchviehfütterung hinaus auf säugende Schafe ausgedehnt.

I. Verfütterung von Tabakextraktionsschrot an Milchkühe

Versuchsmaterial

Für den Versuch standen 12 schwarzbunte Niederungskühe zur Verfügung, die dem Bestand des Versuchsgutes Iden/Altmark entstammten. Die Tiere standen fast ausschließlich im 2.—3. Monat ihrer Milchzeit (eine Kuh im 4. Laktationsmonat), waren demnach in einem gleichmäßigen Laktationsstand und von einer erneuten Trächtigkeit unbeeinflußt. Sie wurden nach Alter und Leistung auf 2 gleichwertige Gruppen verteilt (Tabelle 1). Das

Versuchsmaterial ist somit normal, und die Gruppen können als ausgeglichen und vergleichbar gelten.

Versuchsplan

Der Versuch begann am 20. 3. 51 und endete mit dem 30. 4. 51. Er wurde durchgeführt als Doppelperiodenversuch nach folgendem Plan:

	Vorperiode (14 Tage)	Hauptperiode (14 Tage)	Nachperiode (14 Tage)
I. Gruppe	Tabakschrot	Sojaschrot	Tabakschrot
II. Gruppe	Sojaschrot	Tabakschrot	Sojaschrot

Tabelle 1

Namen der Kühe	Alter in Jahren	Zu Versuchsbeginn Monat der Laktation	Trächtigkeit
	Gruppe I		
Rita	7	2	—
Maas	3	2	—
Briese	4	3	—
Liberta	3	2	—
Elbe	5	2	—
Klinge	7	2	—
	Gruppe II		
Dirndl	5	3	—
Olli	10	3	—
Weide	5	3	—
Hiltrud	5	4	1
Buhne	3	2	—
Capua	3	2	—

Dabei war die Grundfutterration für beide Gruppen gleich und bestand aus folgenden Mengen pro Tier und Tag: 30 kg eingesäuertes Zuckerrübenblatt, 3 kg Trockenschnitzel, 2 kg Haferspreu, 5 kg Luzerneheu.

Die Zusammensetzung des Grundfutters ist so gewählt worden, daß die darin enthaltenen Nährstoffe sowohl beim verdaulichen Rohprotein als auch beim Stärkewert für etwa 11,5 bzw. 11,7 kg Milchleistung ausreichten.

Je nach Leistung wurde nun zum Grundfutter eine Kraftfutterzulage gegeben. Diese war so zusammengesetzt, daß zwischen den beiden zur Anwendung gebrachten Mischungen I und II eine weitgehende Gleichwertigkeit bestand (siehe Tabelle 2) und sie den Nährstoffwerten gemäß für 2 kg Milch je 1 kg Kraftfuttermischung ausreichten. Das Ergebnis einer 10 tägigen Ermittlung der Milchmenge und des prozentischen Fettgehaltes in einer Vorprüfung sowie die Feststellung der einzelnen Kuhgewichte dienten als Grundlage für eine Einzelfutterberechnung. Diese berücksichtigte demnach das Gewicht des Tieres, seine Milchmengenleistung und den prozentischen Fettgehalt. Sofern neben dem angegebenen Grundfutter und den Kraftfuttermischungen ein Ausgleich notwendig war, wurde dieser mit geringen Mengen Trockenschnitzeln herbeigeführt. Als Grundlage dieser Berechnungen diente der von RICHTER[8] angegebene Mittelwert, der als Erhaltungsfutter für eine Kuh von 550 kg 330 g verdaul. Rohprotein und 3,0 kg Stärkewerte vorsieht und den Bedarf für eine 3,5%ige Milch mit 55 g verdaul. Rohprotein und 250 g Stärkewerten angibt. Die Rohnährstoffe der Futtermittel wurden im Laboratorium der Außenstelle Iden des Tierzuchtinstitutes Halle ermittelt und die verdaulichen Nährstoffe bei Verwendung der Verdauungskoeffizienten von KELLNER und NEHRING/SCHRAMM (Tabakextraktionsschrot) errechnet. Tabelle 2 gibt diese Werte wieder.

Tabelle 2. *Verdaul. Nährstoffe in %*

Futtermittel	Anzahl d. Proben	Trockensubstanz	v. Roh-pr.	v. Roh-faser	v. Roh-fett	N-fr. E-Stoffe	Stärke-wert	Asche
einges. Zuckerrübenblatt . . .	5	22,05	0,93	1,40	0,21	6,21	7,72	8,69
Trockenschnitzel .	3	90,59	4,06	12,70	—	49,32	52,28	7,64
Luzerneheu . . .	5	83,78	10,87	11,83	0,79	19,84	28,60	8,73
Haferspreu . . .	2	86,33	1,65	11,99	0,98	19,84	27,52	12,15
Sojaschrot	2	86,47	33,02	6,38	1,48	34,83	72,40	7,12
Tabakextraktionsschrot	2	88,51	23,67	6,99	0,17	12,69	42,25	12,23

Kraftfutter I: 75% Trockenschnitzel + 25% Sojaschrot
1 kg enthält: 113,00 g v. Rohpr. 573,1 g Stw.
Kraftfutter II: 63% Trockenschnitzel + 37% Tabakextraktionsschrot
1 kg enthält: 113,16 g v. Rohpr. 485,7 g Stw.

Die für die jeweilige Leistungshöhe notwendige Kraftfutterzulage zeigte eine Variation, die in Tabelle 3 niedergelegt ist. Danach wurden in der Gruppe I Mengen verabreicht, die zwischen 2,0—7,5 kg pro Kuh und Tag lagen, während in der Gruppe II diese Variationsbreite 1,5—9,0 kg erreichte.

Tabelle 3

	Vorperiode täglich kg je Kuh (Schwankungsbreiten) Kraftfutter, bestehend aus		Hauptperiode täglich kg je Kuh (Schwankungsbreiten) Kraftfutter, bestehend aus		Nachperiode täglich kg je Kuh (Schwankungsbreiten) Kraftfutter, bestehend aus	
	25 % Sojaschrot 75 % Trockenschnitzel	37 % Tabakschrot 63 % Trockenschnitzel	25 % Sojaschrot 75 % Trockenschnitzel	37 % Tabakschrot 63 % Trockenschnitzel	25 % Sojaschrot 75 % Trockenschnitzel	37 % Tabakschrot 63 % Trockenschnitzel
Gruppe I . .		4,67 (2,0—7,5)	4,67 (2,0—7,5)			4,67 (2,0—7,5)
Gruppe II . .	5,29 (1,5—9,0)			5,29 (1,5—9,0)	5,29 (1,5—9,0)	

Somit wurde in Gruppe I durchschnittlich 1,73 kg reines Tabakschrot verfüttert, während in der Gruppe II diese Gabe 1,96 kg vorsah; Höchstwerte von 2,78 kg bzw. 3,33 kg Tabakschrot in der Mischung mit Trockenschnitzeln sind noch gut vertragen worden. Der Laktationsstand der Kühe erlaubte eine mengenmäßig unveränderte Kraftfuttergabe während der gesamten Versuchsdauer. Der bereits erwähnte nährstoffmäßige Ausgleich zwischen den Kraftfuttermischungen bot die Möglichkeit, bei Periodenwechsel die unveränderte Menge beizubehalten.

Milch und Milchfettleistung

Die bei der periodisch unterschiedlichen Zufütterung von Kraftfutter erzielte Milchmenge wurde durch tägliche Wägungen der Einzelgemelke ermittelt. Ebenso fanden Untersuchungen des prozentischen Fettgehaltes dieser Gemelke nach der Methode Gerber täglich statt. Bei der Auswertung der Ergebnisse wurden nun jeweils die letzten 10 Tage einer Periode für die Ermittlung der durchschnittlichen Leistung eines Tieres herangezogen. 4 Tage nach Beginn des Versuches sowie die gleiche Tageszahl nach Periodenwechsel galten in der bei derartigen Versuchen üblichen Weise als Übergangs- und Umstellungstage zu dem neuen Futter.

Tabelle 4. *∅ Milch- und Milchfettleistung der einzelnen Kühe in den Versuchsperioden*

I. Gruppe (Sojaextraktionsschrot während der Hauptperiode)

	Vorperiode			Hauptperiode			Nachperiode		
	Milch kg	Fett %	Fett g	Milch kg	Fett %	Fett g	Milch kg	Fett %	Fett g
Rita	23,43	3,45	877,3	23,49	3,04	714,1	20,05	2,83	567,4
Maas	17,17	3,62	621,6	16,89	3,56	601,3	15,34	3,48	533,8
Briese	13,65	3,97	541,9	13,01	3,94	512,6	12,48	3,56	444,3
Liberta	17,02	3,65	621,2	14,13	3,77	532,7	12,98	3,59	466,0
Elbe	20,54	3,72	764,1	19,23	3,92	753,8	17,45	3,77	657,9
Klinge	18,19	4,07	740,3	16,64	3,76	625,7	15,42	4,05	624,5
∅	18,67	3,72	694,40	17,23	3,62	623,37	15,62	3,51	548,08
II. Gruppe (Tabakextraktionsschrot während der Hauptperiode)									
Dirndl	16,86	3,48	586,7	16,36	3,61	590,6	14,65	3,58	524,5
Olli	18,22	3,50	637,7	18,10	3,38	611,8	16,69	3,16	527,4
Weide	22,73	3,95	897,8	21,19	4,20	890,0	19,42	3,96	769,0
Hiltrud	16,74	4,01	671,3	16,54	3,92	648,4	15,63	3,91	611,1
Buhne	25,66	3,69	946,9	20,99	3,70	776,6	22,26	3,66	814,7
Capua	9,82	3,64	357,4	8,49	3,85	326,9	7,83	3,66	286,6
∅	18,34	3,72	682,97	16,95	3,78	640,72	16,08	3,66	588,89

Das System des Doppelperiodenversuches erlaubte nun eine weitgehend gesicherte Feststellung der Einwirkung des zu untersuchenden Futtermittels. In der Tabelle 4 zeigt sich in Bezug auf die Milchmenge bei allen Versuchskühen der laktationsmäßig bedingte Milchrückgang, ohne daß Besonderheiten zu beobachten wären. Ebenso gibt auch das Verhalten des prozentischen Fettgehaltes keine individuellen Abnormitäten wieder. Im Durchschnitt fällt in Gruppe I die Milchmenge von der Versuchsperiode mit 18,67 kg über 17,23 kg bis zu 15,62 kg ab. Der prozentische Fettgehalt zeigt Werte von

3,72% in der Vorperiode, 3,62% im Hauptabschnitt und hat einen Wert von 3,51% in der Nachperiode. Die Werte der Gruppe II haben einen ähnlichen Verlauf und ist auch hier der laktationsmäßig bedingte Rückgang der Milchmengenausscheidung festzustellen; ebenso bringt auch hier der prozentische Fettgehalt keinerlei Extremwerte.

Um nun den Unterschied zwischen den Gruppen bzw. einer Einwirkung des Tabakextraktionsschrotes auf die Milchmenge und den prozentischen Fettgehalt zu ermitteln, war es erforderlich, eine weitere Auswertung vorzunehmen. Tabelle 5 gibt das Verhalten dieser Ausscheidungen in der Hauptperiode wieder bei Beachtung des laktationsmäßig bedingten Rückganges der Milchmenge, sowie das Verhalten des durchschnittlichen Fettgehaltes unter Berücksichtigung der Vor- und Nachperiode. Bei Errechnung des zu erwartenden Mittelwertes ist nun ein Unterschied zwischen den Gruppen festzustellen. In Gruppe I bei Verfütterung von Tabakschrot in der Vor- und Nachperiode und Gaben von Sojaschrot in der Hauptperiode übertrifft bei der Milchmenge der tatsächliche Wert in der Mittelperiode den errechneten. Umgekehrt ist in

Tabelle 5

	Gruppe I			Gruppe II		
	M-Menge	Fett %	Fett g	M-Menge	Fett %	Fett g
A (Vorperiode) ∅ tägliche Leistung . .	18,67	3,72	694,40	18,34	3,72	682,97
C (Nachperiode) ∅ tägliche Leistung . .	15,62	3,51	548,83	16,08	3,66	588,89
Mittel A/C = erwartete Leistung in B (Hauptperiode)	17,15	3,62	621,62	17,21	3,69	635,93
B (Hauptperiode) tatsächl. ∅ tägl. Leistung	17,23	3,62	623,37	16,95	3,78	640,72
B bei Mittel A/C = 100	100,47	100,00	100,28	98,49	102,44	100,79

der Gruppe II in der Hauptperiode Tabakextraktionsschrot verfüttert worden nach Sojaschrot in der Vor- und Nachperiode. Hier bleibt die tatsächliche Milchmenge in der Hauptperiode unter dem erwarteten Wert. Es bringt demnach in beiden Fällen die Verfütterung von Tabakextraktionsschrot einen Rückgang der Milchmengensekretion. Die Auswirkungen dieses Einflusses sind nicht sehr stark; ihr Erscheinen in beiden Gruppen erlaubt jedoch die Feststellung eines in geringem Maße ungünstigen Einflusses von Tabakextraktionsschrot auf die Milchbildung bei Kühen.

Der prozentische Fettgehalt bringt bei der sinngemäßen Auswertung in Gruppe I keinerlei Unterschiedswerte, während in Gruppe II die Tabakperiode die höchsten Werte hat. Der Unterschied von 0,09% des tatsächlichen prozentischen Fettgehaltes zu dem errechneten Wert liegt jedoch innerhalb der Fehlergrenze; diese Annahme ist um so mehr berechtigt, als in Gruppe I keinerlei Einfluß ermittelt werden konnte. Eine ungünstige Einwirkung von Tabakextraktionsschrot auf den prozentischen Fettgehalt konnte demnach kaum festgestellt werden.

Gewichtsentwicklung der Versuchstiere

Die Kühe wurden zu Beginn und am Ende des Versuches an jeweils drei aufeinanderfolgenden Tagen gewogen; außerdem fanden Kontrollwägungen bei Beendigung der Versuchsabschnitte statt. Tabelle 6 gibt die errechneten

Tabelle 6. *Gewichtsentwicklung der Versuchskühe*

	Anfangsgewichte kg	Endgewichte kg	Zu- oder Abnahme kg
		Gruppe I	
Rita	586	557	—29
Maas	477	473	— 4
Briese	551	563	+12
Liberta . . .	459	475	+16
Elbe	559	541	—18
Klinge . . .	531	528	— 3
∅	527	523	— 4
		Gruppe II	
Dirndl	544	548	+ 4
Olli	725	736	+11
Weide	520	526	+ 6
Hiltrud . . .	583	577	— 6
Buhne	636	580	—56
Capua	482	499	+17
∅	582	578	— 4

Durchschnittswerte wieder. Diese bringen im Durchschnitt bei beiden Gruppen einen geringen Gewichtsrückgang. Wenn hierzu jedoch die einzelnen Tiere betrachtet werden, stehen sich Zu- und Abnahmen im gleichen Verhältnis gegenüber, so daß Futterzuteilung und Gewichtsentwicklung in normalem Einklang zueinander gestanden haben.

II. Verfütterung von Tabakextraktionschrot an säugende Schafe

Es wurde schon darauf hingewiesen, daß von NEHRING/SCHRAMM [7] und von SCHOLZ [10] eine Verfütterung von Tabakextraktionsschrot an Hammel stattgefunden hat und zu befriedigenden Ergebnissen führte. Der hohe Eiweißgehalt dieses Futtermittels zwingt aber zu der Notwendigkeit, eine Verwendung auch bei säugenden Schafen mit ihren erhöhten Ansprüchen in der Nährstoffkonzentration anzustreben. Aus diesem Grunde wurden innerhalb der Merino-Fleischschafherde des Versuchsgutes Iden/Altm. diesbezügliche Versuche durchgeführt. Die Herde hat Winterlammung und fanden die Untersuchungen von Januar bis April 1951 statt.

Der Versuchsplan sah vor:

1. Verfütterung von Tabakextraktionsschrot im Vergleich mit Rapsextraktionsschrot über einen längeren Zeitraum (3. bis 10. Säugewoche); danach fand in der 11. bis 13. Lebenswoche ein Wechsel des Kraftfutters (Tabakextraktionsschrot/Rapsextraktionsschrot) statt.
2. Zur Erhärtung des Ergebnisses wurde ein II. Versuch im Periodensystem angesetzt, der Verfütterung von Rapsextraktionsschrot in der Vor- und Nachperiode hatte und Tabakextraktionsschrot in der Hauptperiode vorsah.

Das Material bestand in beiden Versuchsreihen aus Mutterschafen, die sich in normalem Futterzustand befanden. Der Versuch verlief ohne nennenswerte Störungen und Einflüsse auf den Gesundheitszustand der Tiere.

Versuch I.

20 Mutterschafe wurden nach Alter, Gewicht der Lämmer sowie Einlingen und Zwillingen auf 2 Gruppen verteilt. Tabelle 7 gibt die weitgehende Ausgeglichenheit zwischen den beiden Gruppen des Versuchs I wieder. Die Fütterung der Mutterschafe erfolgte nun derart, daß wenige Tage vor dem Versuchsbeginn (3. Lebenswoche der Lämmer anfangend) neben einem gleichmäßigen Grundfutter in der 1. Gruppe 0,180 kg Rapsextraktionsschrot pro Schaf und Tag gegeben wurde, während die Tiere der 2. Gruppe entsprechend dem

Tabelle 7. *Versuchsmaterial Schafversuch I*

Gruppe 1				Gruppe 2			
Mutterschafe		Lämmer		Mutterschafe		Lämmer	
Nr./Jahrg.	Gewicht in kg	Geschlecht	Geb.-Gew. in kg	Nr./Jahrg.	Gewicht in kg	Geschlecht	Geb.-Gew. in kg
517/45	56,0	m	6,15	710/47	54,0	m	4,75
		w	5,45			w	4,40
858/48	45,5	w	4,10	652/46	52,5	m	4,90
		w	4,00			w	4,55
511/45	50,0	w	5,50	4404/44	55,0	w	4,90
832/48	48,5	w	5,50	872/48	53,5	w	7,00
908/49	48,0	w	5,50	958/49	53,0	w	5,40
952/49	47,0	m	5,85	815/48	48,0	m	6,00
987/49	49,0	m	6,90	851/48	48,0	m	5,05
636/46	64,5	w	4,90	719/47	64,0	w	6,40
984/49	50,0	m	6,60	854/48	55,5	m	9,10
635/46	70,5	m	9,70	720/47	65,5	m	7,90
∅	52,9		5,85		54,9		5,86

Geburtsdatum in beiden Gruppen zwischen 5.—7. 1. 51.

geringeren Nährwert 0,200 kg Tabakextraktionsschrot erhielten (Tabelle 8 u. 9). Es ist dadurch eine im Nährstoffgehalt zwischen den Gruppen sehr ausgeglichene Fütterung erzielt worden, die mit den Eiweißwerten 133,56 g täglich sowie 131,85 g pro Tag und Schaf fast übereinstimmende Werte zeigte. Bei dem Stärkewertgehalt konnte eine derartige Ausgeglichenheit nicht erzielt werden, doch lag im Grundfutter eine diesbezügliche Reserve. Absolut gesehen befinden sich diese Werte an der unteren Grenze bzw. unter den in der Literatur angegebenen Bedarfszahlen. RICHTER [8] gibt folgende Werte an:

1 Lamm säugend 140 g verd. Rohprotein und 700 g Stärkewert,
2 Lämmer säugend 180 g verd. Rohprotein und 900 g Stärkewert.

Tabelle 8. *Fütterung der Mutterschafe Versuch I und II*

Futter- und Nährstoffmengen pro Tier/Tag

	verdaul. Rohpr. g	Stärkewert g
2 kg Futterrüben	9,60	150,60
0,250 „ Trockenschnitzel	9,10	133,60
0,250 „ Haferspreu	4,28	69,08
0,125 „ Weizenkleie	12,33	58,24
1,500 „ Erbsenstroh	49,20	218,70
	84,51	630,22
Als Zusatzfutter:		
0,180 kg Rapsextraktionsschrot	49,05	108,94
Summe	133,56	739,16
Als Zusatzfutter:		
0,200 kg Tabakextraktionsschrot	47,34	84,50
Summe	131,85	714,72

Tabelle 9. *Verdaul. Nährstoffe in %*

Futtermittel	Anz. d. Proben	Trock.-substanz	v. Roh-protein	v. Roh-faser	v. Rohfett	N-freie Extr.-St.	Stärke-wert	Asche
Futterrüben, Peragis rot	3	13,41	0,48	0,26	—	9,93	7,53	1,51
Trockenschnitzel . . .	4	91,04	3,64	13,50	—	51,60	53,44	4,75
Haferspreu	3	86,52	1,71	11,79	1,06	19,72	27,63	12,91
Erbsenstroh	3	83,06	3,28	14,44	0,29	17,62	14,58	6,06
Weizenkleie	2	88,16	9,86	2,21	2,69	43,33	46,59	4,92
Rapsextraktionsschrot .	3	88,00	27,25	5,31	1,11	30,43	60,52	8,04
Tabakextraktionsschrot .	2	88,51	23,67	6,99	0,17	12,69	42,25	12,23

Die Gewichtsentwicklung der Mutterschafe während des Versuches erbringt jedoch eine geringe Zunahme in beiden Gruppen, und haben demnach Nährstoffzufuhr und -bedarf in einem richtigen Verhältnis zueinander gestanden. Die Zufütterung der Lämmer wurde ab 3. Lebenswoche vorgenommen und in beiden Gruppen gleichmäßig durchgeführt. Die Lämmer erhielten bestes Wiesenheu, gequetschten Hafer (später unter Zusatz von Leinextraktionsschrot) in steigenden Gaben.

Während des ersten Abschnittes dieser Versuchsreihe wurden nun während einer achtwöchigen Verfütterung von Rapsextraktionsschrot im Vergleich mit Tabakextraktionsschrot die in Tabelle 10 niedergelegten durchschnittlichen

Zunahmen erreicht. Danach nahmen die Lämmer aus der Rapsgruppe 190,0 g täglich zu, während in dem gleichen Abschnitt die Tabakgruppe nur Zunahmen von 174,64 g pro Lamm und Tag hatte.

Tabelle 10. *Gewichtsentwicklung der Lämmer im Versuch I*

	Dauer der Fütterung in Tagen	Ø tägliche Zunahme in g	Alter der Lämmer
Gruppe 1			
Mutterschafe — Rapsextraktionsschrot . .	56	190,00	14.—70. Lebenstag
Mutterschafe — Tabakextraktionsschrot .	17	217,50	75.—91. Lebenstag
Gruppe 2			
Mutterschafe — Tabakextraktionsschrot .	56	174,64	14.—70. Lebenstag
Mutterschafe — Rapsextraktionsschrot . .	17	213,64	75.—91. Lebenstag

Gewichtsentwicklung der Mutterschafe

	Ø Gewicht in kg Gruppe 1	Ø Gewicht in kg Gruppe 2
Zu Beginn des Versuches	52,9	54,9
am Ende des Versuches	53,3	54,7

Es ist damit eine ungünstige Einwirkung des Tabakschrotes auf die Milchproduktion der Schafe sowie auf die Entwicklung der Lämmer festzustellen. Diese Senkung der Milchmengenausscheidung ist jedoch nicht sehr erheblich und findet demnach eine Parallele in der schwach drückenden Einwirkung des Tabakschrotes auf die Milchmenge bei Kühen.

Mit der 11. Säugewoche beginnend wurde dann bei den Mutterschafen das Zufutter gewechselt, um den Einfluß dieser Kraftfuttermittel auf die Milchmenge in einem späteren Laktationsstadium der Mütter bzw. Altersstadium der Lämmer zu ermitteln. Für die Berechnung kamen einige Übergangstage in Abzug, und es konnte bei einer 17 tägigen Dauer kein wesentlicher Unterschied in der Entwicklung der Lämmer beider Gruppen ermittelt werden. Die nunmehrige Tabakgruppe zeigte mit 217,50 g täglicher Zunahme gegen 213,64 g sogar eine geringe Überlegenheit, ein Unterschiedswert, der jedoch innerhalb der Fehlergrenze liegt. Die mit zunehmendem Alter steigende Futteraufnahme der Lämmer schafft demnach bei älteren Tieren bereits einen Ausgleich für Milchschwankungen der Mütter.

Versuch II

Zur Erhärtung und Überprüfung dieses Versuches wurden in einer weiteren Versuchsreihe Mutterschafe und Lämmer aus einer Nachlammzeit im Monat März 1951 in eine diesbezügliche Untersuchung einbezogen. Die Auswahl traf wiederum 10 Mutterschafe (Tab. 11), die in wenigen Tagen gelammt hatten. Der Versuch kam im Periodensystem zur Durchführung. Als

Grundfutter wurde den Mutterschafen die gleiche Menge gegeben wie in Versuch I (siehe Tabelle 8). Auch die Lämmer erhielten ab 3. Lebenswoche die bereits erwähnte tägliche Zufütterung. Als Kraftfutter erhielten die Mutterschafe mit dem 10. Säugetag beginnend, in jeweils 14 tägigen Perioden Rapsextraktionsschrot/Tabakextraktionsschrot/Rapsextraktionsschrot. Zur Auswertung sind nur jeweils die letzten 10 Tage eines Abschnittes herangezogen worden bei Berücksichtigung einer 4 tägigen Übergangszeit. Es zeigte sich nun auch hier eine geringere Zunahme der Lämmer bei Verfütterung von Tabakschrot. Die durchschnittlichen Zunahmen von 186 g pro Lamm und Tag gingen zurück auf 151 g, um dann in der 3. Periode 224 g pro Lamm und Tag zu erreichen (Tab. 12). Ein senkender Einfluß des Tabakextraktionsschrotes auf die Milchleistung säugender Schafe und damit geringere Zunahmen der Lämmer ist demnach ohne Zweifel. Dieser mindernde Einfluß auf die Milchsekretion ist jedoch nicht so stark, um Tabakextraktionsschrot als Kraftfutter abzulehnen.

Tabelle 11. *Versuchsmaterial Schafversuch II*

Mutterschafe Nr./Jahrgang	Mutterschafe Gewicht in kg	Lämmer Geschlecht	Lämmer Geburtsgewicht in kg
6605/46	59,5	m	4,60
		w	4,05
732/47	63,5	w	4,70
		m	3.30
647/46	68,5	m	8,30
632/46	58,0	m	5,50
744/47	57,0	w	5,35
752/47	60,0	m	6,00
816/48	42,0	m	6,45
836/48	53,5	w	2,80 (Zwilling bei Geb. eingeg.)
928/49	57,75	w	5,55
980/49	57,5	m	4,05
⌀	57,73		5,05

Geburtsdatum zwischen 8.—10. 3. 1951.

Tabelle 12. *Gewichtsentwicklung der Lämmer im Versuch II*

	⌀ Zunahme pro Tag/Lamm in g	Alter der Lämmer
I. Periode (Mutterschafe Rapsextraktionsschrot)	186	14.—23. Lebenstag
II. Periode (Mutterschafe Tabakextraktionsschrot)	151	28.—37. Lebenstag
III. Periode (Mutterschafe Rapsextraktionsschrot)	224	42.—51. Lebenstag

Gewichstentwicklung der Mutterschafe

	⌀ Gewicht in kg
Zu Beginn des Versuches	57,73
am Ende des Versuches	57,58

Es dürfte sich nach diesen Untersuchungen empfehlen, Tabakextraktionsschrot nicht als alleiniges Kraftfutter an säugende Mutterschafe zu verabreichen, um einen ungünstigen Einfluß zu mildern oder aber dieses Futtermittel erst in der zweiten Hälfte bzw. im letzten Drittel der Säugezeit zu verfüttern.

Zusammenfassung

In einem Fütterungsversuch wurde die Einwirkung von Tabakextraktionsschrot als Kraftfuttermittel auf die Milchsekretion und den prozentischen Fettgehalt bei Milchkühen und säugenden Schafen ermittelt. Als Vergleichsfutter diente bei den Untersuchungen an Milchkühen Sojaextraktionsschrot und bei säugenden Schafen Rapsextraktionsschrot.

In einem Doppelperiodenversuch konnte bei Milchkühen eine geringe Senkung der Milchbildung durch Tabakextraktionsschrot ermittelt werden. Die festgestellte Minderung des Milchertrages ist jedoch zu gering, um dieses Futtermittel als wertvolle Eiweißquelle im Milchviehstall abzulehnen. Eine Beeinflussung des prozentischen Fettgehaltes konnte nicht festgestellt werden.

Bei den säugenden Schafen fand eine Überprüfung der Futterwirkung in 2 Versuchsreihen statt. Zunächst wurden im I. Versuch über einen längeren Zeitraum (3.—10. Säugewoche) an 2 ausgeglichene Versuchsgruppen jeweils Tabakextraktionsschrot und Rapsextraktionsschrot verfüttert. Nach dieser Zeit fand in einem weiteren Abschnitt (11.—13. Säugewoche) ein Wechsel dieser Kraftfuttermittel statt. Im ersten Abschnitt haben die Lämmer der Tabakgruppe eine geringere Zunahme als diejenigen der Rapsgruppe, während diese Unterschiede bei älteren Lämmern mit stärkerer Futteraufnahme nicht mehr festzustellen sind.

Versuch II fand als Periodenversuch statt; es wurde an die säugenden Schafe in jeweils 14 tägigem Wechsel, ab 3. Lebenswoche beginnend, Rapsschrot/Tabakschrot/Rapsschrot gegeben. Auch hier ist bei Verfütterung von Tabakschrot eine geringere Milchsekretion und damit schwächere Entwicklung der Lämmer festzustellen. Im Hinblick auf diese Zunahmen bedingt das geringe Ausmaß derselben zwar eine gewisse Vorsicht bei einseitiger Verfütterung an säugende Schafe während der ersten Lebenswochen der Lämmer, jedoch keinesfalls eine Ablehnung des Tabakextraktionsschrotes als Kraftfutter zur Lammzeit im Schafstall.

Eine Einwirkung auf die Lebensfunktionen der Tiere konnte weder bei den Kühen, noch bei den Schafen festgestellt werden. Die Gewichtsentwicklung der Tiere zeigte keine oder normale Einbußen.

Literaturverzeichnis siehe nächste Seite

Literaturverzeichnis

[1] COMBERG, G., Die Verfütterung von Tabakextraktionsschrot an Milchkühe (1. Mitteilung). Tierzucht H. 11/1951.

[2] GRAEPEL, H., Zur Kenntnis des deutschen Tabaköls. Diss. Königsberg 1937.

[3] HEINISCH, O., Tabaksamenkultur, Natur und Nahrung. Ausg. B, H. 1/2, 1949.

[4] KLING, M., Die Handelsfuttermittel, Ergänzungsbuch 1936.

[5] KOENIG, P., Tabakanbau mit gleichzeitiger Ölerzeugung. Mitt. f. d. Landw. 57, 1942.

[6] MATZNER, FR., Der Tabakanbau im Lichte der Samengewinnung und -verwertung. Die Deutsche Landwirtschaft H. 3, 1950.

[7] NEHRING, K. u. W. SCHRAMM, Zusammensetzung und Verdaulichkeit einheimischer Ölsaatrückstände (Raps-, Senf-, Mohn-, Öllein-, Tabak- und andere Extraktionsschrote). Archiv f. Tierernähr. Bd. 2, H. 2/3, 1951.

[8] RICHTER, K., Prakt. Viehfütterung. Ulmer, Stuttgart 1944.

[9] RIETHUS, H., Zur Gewinnung von Öl aus Tabaksamen, Natur und Nahrung, Ausg. B, H. 15/16, 1948.

[10] SCHOLZ, KL.-H., Verfütterung von Preßrückständen der Ölgewinnung aus Tabaksamen, Die Deutsche Landwirtschaft H. 3, 1950.

Aus dem Institut für Tierernährungslehre der Humboldt-Universität Berlin, Direktor Professor Dr. Dr. Dr. h. c. Dr. h. c. E. MANGOLD und dem Institut für Tierernährung der Martin-Luther-Universität Halle/Wittenberg (Direktor Prof. Dr. A. COLUMBUS)

A. COLUMBUS

AUFZUCHTKÄFIGE FÜR RATTENVERSUCHE

Als Ergänzung der bereits vom Verfasser vorgeschlagenen Stoffwechselkäfig-Batterie für N-Bilanz-Versuche an wachsenden Ratten [1] soll nachfolgend auch eine Übersicht über die für sogenannte Aufzuchtversuche entwickelten Rattenkäfige gegeben werden. Dieselben sind nach annähernd gleichem Prinzip hergestellt.

Bekanntlich dienen die bereits von MC COLLUM und anderen Autoren angewandten Aufzuchtversuche hauptsächlich dem Zwecke, die produktive Wertigkeit der Eiweißstoffe oder die Einwirkung akzessorischer Nährstoffe auf die Eiweißverwertung auf längere Sicht und zum Teil periodisch festzulegen, wofür die kurzfristigen N-Bilanz-Versuche allein nicht vollends ausreichen sollen. Auch bei diesem Verfahren erscheint es angebracht, die Form der Futternäpfe dem Gewicht und Volumen der Versuchstiere soweit anzupassen, daß eine Zerstreuung der Versuchsproben weitgehend verhindert wird, wenn man aus bereits erwähnten Gründen [1] zu reproduzierbaren Befunden gelangen will. Das dürfte naheliegend erscheinen, da die Versuchsdauer sich regelmäßig auf mehrere Monate erstreckt. Will man z. B. noch die Einwirkung einzelner Vitamine auf die produktive Auswertung quantitativ erfassen, sind vor der Durchführung eines Bilanz-Versuches meistens langfristige Vorversuche mit entsprechender Diät vorzunehmen, die allein einige Wochen oder Monate andauern können, bevor bei resistenten Versuchstieren ein Mangelsymptom durch Gewichtsstillstand erkennbar ist. Das gilt nach CH. BOMSKOW[2] zum Teil für Vitamin A und D, weniger langfristig für den B-Komplex.

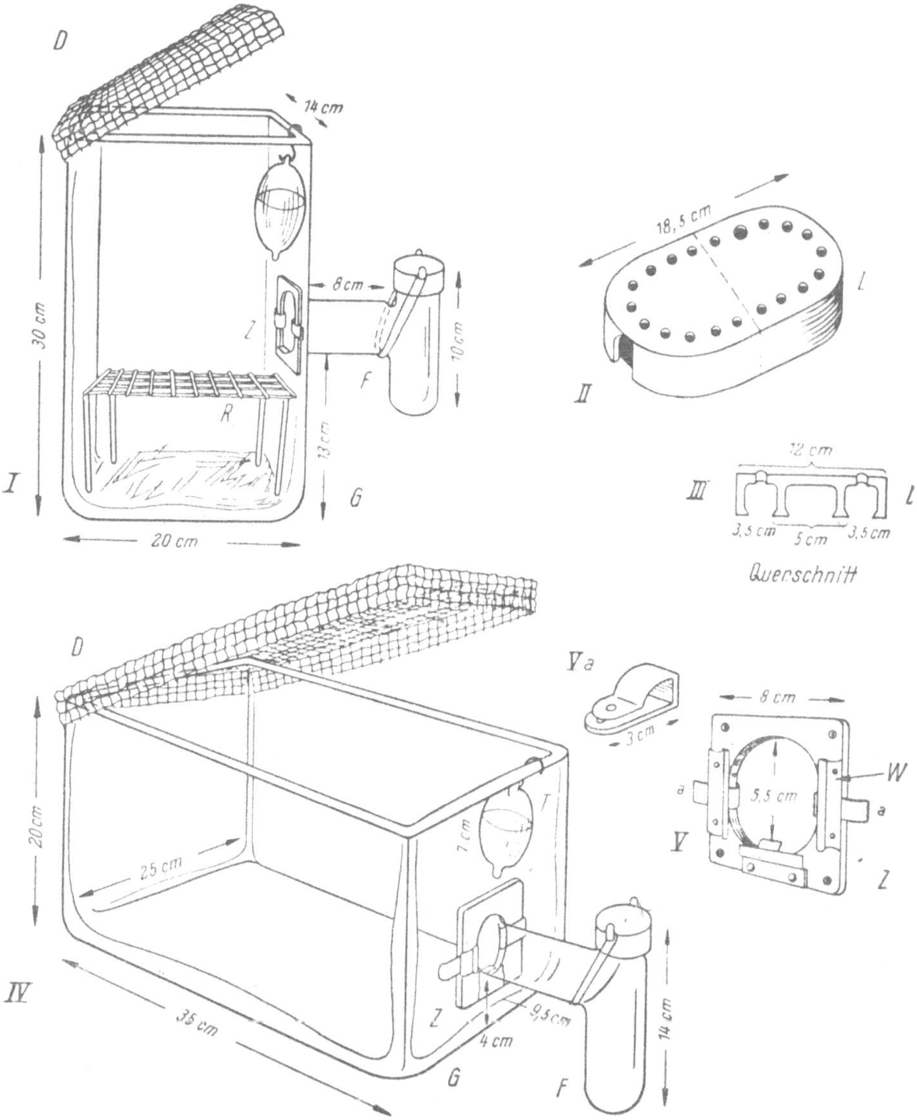

Abb. 1

Deshalb gingen wir dazu über, für die Durchführung von Aufzucht- oder Vorversuchen die üblichen Glaskäfige dementsprechend umzuwandeln. Verwendet werden viereckige Glasbehälter (Abb. 1) für Einzeltiere (I) oder für Gruppentiere (IV). G I wird für Einzeltiere benutzt, ist 20 cm lang, 14 bis

15 cm breit und weist 30 cm Höhe auf. Die Deckel (D) bestehen aus verzinktem Drahtgewebe mit 2 mm Maschenweite und 1 mm Drahtdichte. Die Höhe des Glasbehälters soll den Einsatz des Laufrostes (R) zur möglichen Vermeidung einer Koprophagie in 10—13 cm Abstand vom Einstreuboden ermöglichen. Dieser mit 8 mm Maschenweite versehene Drahtboden stützt sich auf Steilstreben, die sich nach Bedarf durch Abschneiden verkürzen oder durch Stützklötze verlängern lassen (s. Abb. 2). Trinkgefäße (T) werden an der Oberkante des Behälters aufgehängt.

Zur Anbringung der Futternäpfe mußte in 13 cm Abstand vom Boden wiederum eine Futterluke mit 5—5,5 cm Durchmesser eingebohrt und eingeschliffen werden, woran ein Zwischenteil (Z) angeklemmt wird. Dieser Zwischenteil oder Futternapfhalter (V) besteht aus Leichtmetall und kann mit federnden und einschiebbaren Halteklammern (Va) beiderseitig in der Luke angefestigt werden. Sein Durchmesser beträgt 5,5 cm und weist auf der Außenseite einen Winkelrahmen (W) auf, in welchen sich die je nach Gewichtsgröße der Versuchstiere verschieden großen Futternäpfe (F) einschieben lassen. Mit Hilfe dieses Zwischenteiles läßt sich jeweils der Gesamtkäfig zur Reinigung auseinandernehmen.

Nach unseren bisherigen Erfahrungen wählt man die Größe der einsetzbaren Futternäpfe nach dem Gewichte der Versuchsratten aus. Bisher wurden 3 Typen festgelegt und zwar für 70—110 g Gewicht mit einem Horizontalzylinder mit 3,8—4 cm Durchmesser und 6 cm Länge, für 110—180 g Gewicht mit 4,5 cm Durchmesser und 8 cm Länge, darüber hinaus mit 5,3 cm Durchmesser und 9—10 cm Länge. Je nach der Aufnahmebereitschaft wird das Versuchsmaterial in pulverisierter oder halbflüssiger Form verabreicht. Dabei zeigte sich, daß bei einzelnen Versuchsratten eine erblich bedingte Zerstreuungsveranlagung besonders auftreten kann, wenn das Untersuchungsmaterial ungern aufgenommen wird. Immerhin konnte durch Inzestzuchtverfahren teilweise eine Auslese der freßlustigen, ruhigeren und wenig zerstreuenden Ratten vorgenommen werden. Treten bei Serienversuchen trotzdem einige „Zerstreuer" auf, dann ist es angebracht, je nach dem Körpergewicht auch noch um 5, 8 und 10 cm verlängerte Futternäpfe einzusetzen. Das Durchdrängen durch den engen Futternapfkanal behindert ebenfalls ein Abschleppen des Futters mit den Pfoten. Alkaloidhaltige Substanzen werden jedoch immer widerstrebend aufgenommen. Versuchsratten bemühen sich, diese pulverisierte Futtermischung zur Auswahl auf den Drahtboden zu schleppen. Dabei kommt es zu unvermeidbaren Verlusten. In solchen Fällen setzen wir lange Futternäpfe ein, die in der Mitte und auf dem Boden des Horizontal-Zylinders noch 3 nach dem Vertikal-Zylinder schräggerichtete Glasstifte mit 4 mm Höhe aufweisen. Die Schwierigkeit des Zurückkriechens veranlaßt ein Liegenlassen des nicht aufgenommenen Versuchsmaterials.

Eine besondere Aufmerksamkeit kommt noch der sogenannten Koprophagie zu, was sich bei den Ratten auch auf dem weitmaschigen Drahtboden nicht vermeiden läßt. Neuerdings weisen vor allem W. HARDER[3] und A. SCHEUNERT / K. ZIMMERMANN[4] auf die morphologischen und symbiotischen Zusammenhänge des Blinddarms der Nagetiere hin und bezeichnen den spezifischen Kotanteil des Blinddarmes als „Coecotrophe" oder „Vitaminkot". Abgesehen von der Form des Blinddarmkotes geben der gefundene höhere Proteingehalt [3] und Vitamin-B_1-Gehalt [4] gegenüber dem Normalkot den ursächlich begründeten Hinweis auf den koprophagen Vorgang bei den Nagetieren. Allerdings dürfte nach HARDERS Beobachtungen an „Kragen-Kaninchen" bei ausreichend Wirkstoffe enthaltendem Grünfutter eine Coecotrophie nicht lebensnotwendig erscheinen, d. h. dieselbe ist sicherlich weitgehend von der Futterzusammensetzung abhängig. Das dürfte ebenfalls für Albino-Ratten gelten, wenn auch deren Blinddarm-Anteil nur 16,8 % vom Gesamtvolumen des Darmtraktus beträgt, gegenüber 31,4 % beim Kaninchen [3], ein bakterieller Cellulose-Aufschluß in Anbetracht des geringen Volumens und der kurzen Aufenthaltsdauer also kaum stattfinden kann. Jedenfalls konnten wir bei unseren N-freien Versuchen und N-Bilanz-Versuchen mit isolierten Eiweiß-

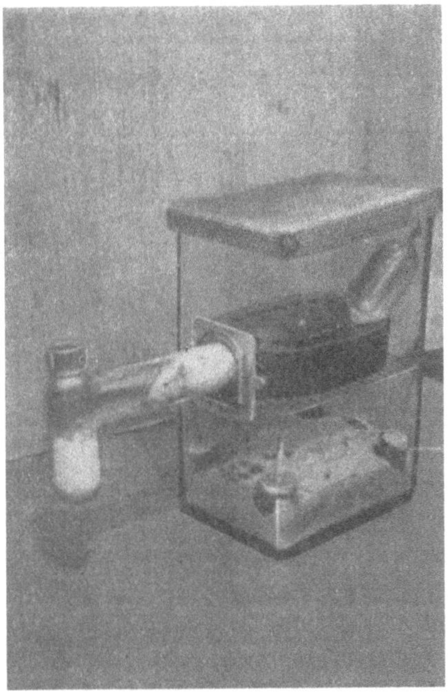

Abb. 2

stoffen ein Kotfressen feststellen, ebenso bei den Untersuchungen meines Mitarbeiters G. GEBHARDT über den Einfluß einzelner Vitamine auf den endogenen und exogenen Eiweißstoffwechsel. Bei einzelnen Vitaminmangel-Vorversuchen mit sonst ausreichend zusammengestellter Kost trat Kotfressen besonders zutage. Das Anbringen von Halskragen erscheint bei Ratten nicht möglich, denn der „Vitaminkot" wird pfotenweise dem After entnommen.

Zur Ausschaltung des Kotfressens wird deshalb für derartige Vor- und Hauptversuche noch ein Laufgangeinsatz auf dem Drahtboden angebracht (s. Abb. 1, II und Abb. 2). Das Ganze besteht aus zusammengeschweißten

„Vinidur"-Platten und stellt nichts anderes als einen „Kriechgang" dar. Der Eingang und der den Hohlsockel (s. III) langrund umgebende Aufenthaltsgang hat einen gleichen Durchmesser wie die am Glasbehälter angeschlossenen Futternäpfe. In dem abgebildeten Beispiel beträgt also der Durchmesser 3,8 cm, und die dem Drahtboden anliegende Bodenöffnung ist auf 3,5 cm verengt. Durch Einwinkelung ist außerdem der innere Lauf- oder Kriechgang rund geformt. Die Versuchsratte kann daher nur in einer Richtung vor- oder zurückkriechen, ein Wenden ist ähnlich wie im langen Futternapf nicht möglich. Da die Bodenöffnung durch eine Sockelbefestigungsvorrichtung oder durch Gewichtsaufsatz dem Drahtboden eng anliegt, fällt der Kot immer durch und kann nach unseren Beobachtungen in Anbetracht der Enge des Ganges von der Ratte nicht mehr ergriffen werden. Eine Durchlüftung erfolgt durch die Bodenöffnung des Ganges und die Luftlöcher des Oberteiles, wobei ein Loch zur Erreichbarkeit der Trinkgefäßspitze (s. Abb. 2) bis auf 1,5 cm Durchmesser erweitert ist. Je nach dem Alter und Gewicht der Versuchsratten sind Laufgangeinsätze mit verschiedenem Durchmesser anzubringen (hergestellt und lieferbar von der Firma Müller & Co., Berlin N 4, Brunnenstraße 139). Damit lassen sich Vor- und Aufzuchtversuche mit isoliertem Untersuchungsmaterial durchführen.

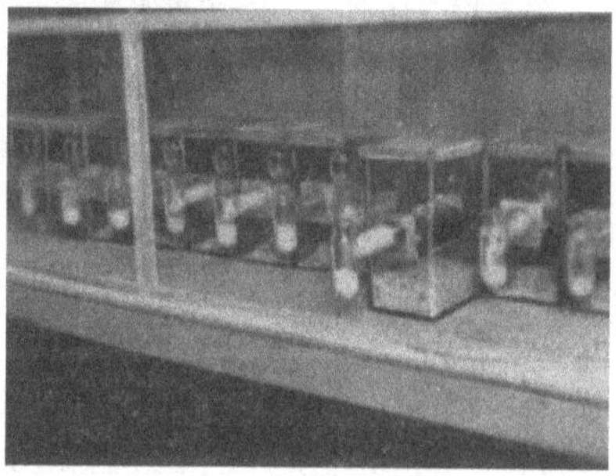

Abb. 3

Zur Aufzucht von Wurf-Gruppen werden größere Glasbehälter benutzt (Abb. 1, IV). Auch hierbei soll die Futteraufnahme quantitativ erfaßt werden. Deshalb werden die Futternäpfe nach dem gleichen System wie bei I angebracht. Bei längeren Aufzuchtperioden mit 6—10 wachsenden Ratten reicht ein Futternapf allerdings trotz mehrfacher Nachfüllung, vor allem während der Nacht, nicht mehr aus. Dann ziehen wir Behälter mit 2 Futterluken heran, an die ein Zwischenteil für 2 Futternäpfe und Luken mit 2 Winkelrahmen befestigt sind.

Abb. 3 mag noch einen Überblick über eine Aufzuchkäfig-Batterie geben. Dieselbe wird in einer Aufzuchtkammer untergebracht, die zur Aufrechterhaltung einer konstanten Temperatur mit elektrischem Thermoregulator und Heizkörpern versehen ist (nach G. GEBHARDT). Mit diesem Aufzuchtkäfigsystem erscheint es mir durchaus möglich, den Gesamtverlauf des Eiweißstoffwechsels quantitativ insofern zu erfassen, als die Futteraufnahme während des Wachstums sich mengenmäßig kontrollieren läßt, der N-Erhaltungsbedarf nach bereits vorliegenden N-freien Stoffwechselversuchen für die einzelnen Gewichtsklassen errechnet werden kann und auch der N-Ansatz der durch Inzucht gleichmäßig aufwachsenden Typen für jedes Alter analytisch festgelegt ist. Damit käme der langfristig durchzuführende Aufzuchtversuch einem N-Bilanzversuch recht nahe. Über entsprechende Berechnungsdaten soll nachfolgend bei der Wiedergabe der Methodik berichtet werden.

Zusammenfassung

Zur Durchführung von Ratten-Aufzuchtversuchen wurde ein auswechselbares Aufzuchtkäfig-System entwickelt. Dasselbe besteht aus Glasbehältern mit eingebohrter Futterluke, einem anklemmbaren Zwischenteil mit Winkelrahmen und einschiebbaren Futternäpfen verschiedener Größe. Zur Vermeidung der Koprophagie wird ein Laufgang mit Bodenöffnung auf einem den Kot durchlassenden Drahtboden eingesetzt.

Literaturverzeichnis

1 COLUMBUS, A.: Eine Stoffwechselkäfig-Batterie für N-Bilanz-Versuche an wachsenden Ratten. Arch. f. Tierernährung, 1, 321—328, 1951.

2 BOMSKOW, CH.: Methodik der Vitaminforschung. Verlag Georg Thieme-Leipzig, S. 31, 85 u. 205, 1935.

3 HARDER, W.: Zur Morphologie und Physiologie des Blinddarmes der Nagetiere. Verhandlg. Deutsch. Zool., Mainz 1949.

4 SCHEUNERT, A. und ZIMMERMANN, K.: Bakterielle Synthese im Blinddarm und Koprophagie beim Kaninchen. Arch. f. Tierernährung 2, 217—222, 1952.

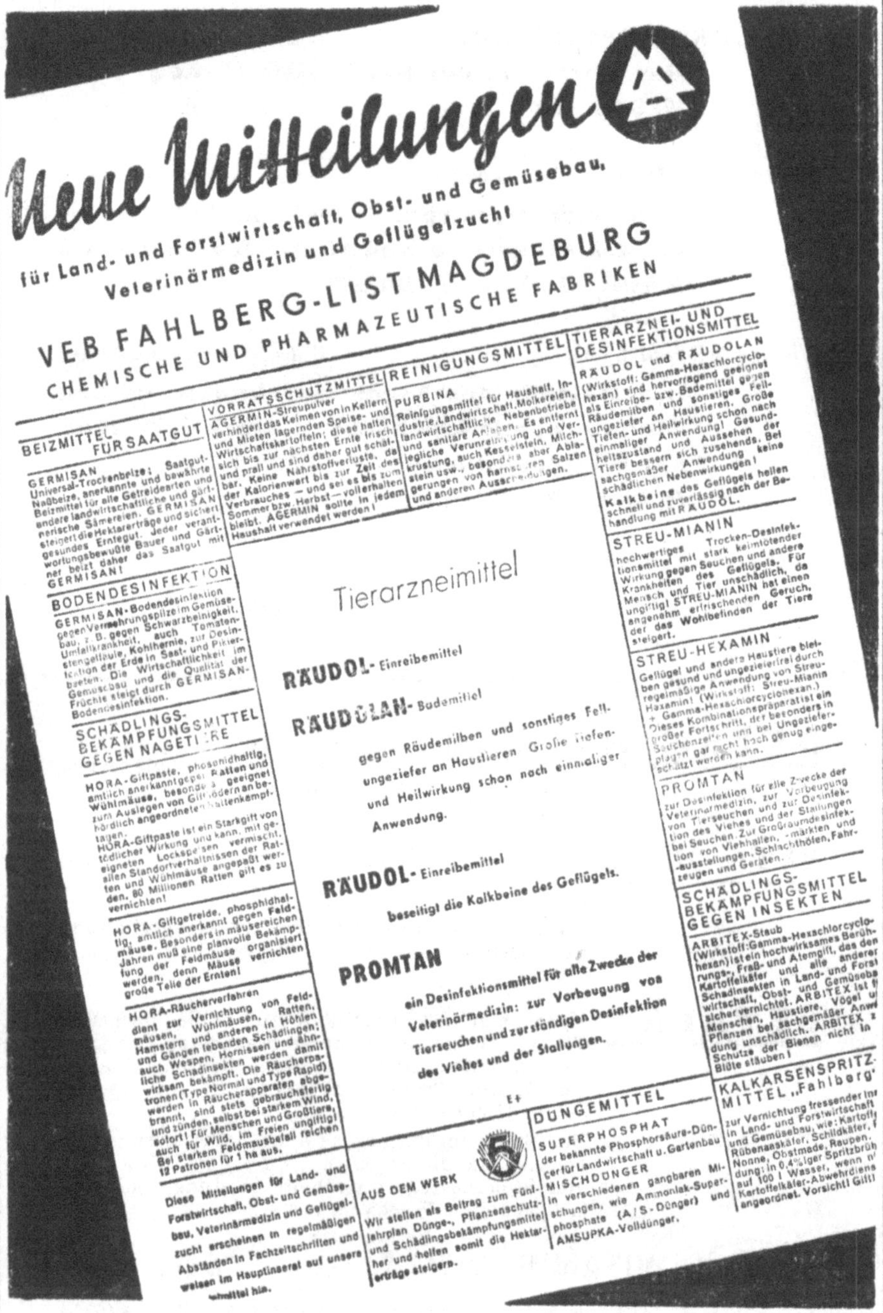

Neue Mitteilungen
für Land- und Forstwirtschaft, Obst- und Gemüsebau, Veterinärmedizin und Geflügelzucht
VEB FAHLBERG-LIST MAGDEBURG
CHEMISCHE UND PHARMAZEUTISCHE FABRIKEN
BEIZMITTEL FÜR SAATGUT
GERMISAN Universal-Trockenbeize; Saatgut-Naßbeize, anerkannte und bewährte Beizmittel für alle Getreidearten und andere landwirtschaftliche und gärtnerische Sämereien. GERMISAN steigert die Hektarerträge und sichert gesundes Erntegut. Jeder verantwortungsbewußte Bauer und Gärtner beizt daher das Saatgut mit GERMISAN!
BODENDESINFEKTION
GERMISAN-Bodendesinfektion gegen Vermehrungspilze im Gemüsebau, z. B. gegen Schwarzbeinigkeit, Umfallkrankheit, auch Tomatenstengelfäule, Kohlhernie, zur Desinfektion der Erde in Saat- und Pikierbeeten. Die Wirtschaftlichkeit im Gemüsebau und die Qualität der Früchte steigt durch GERMISAN-Bodendesinfektion.
SCHÄDLINGS-BEKÄMPFUNGSMITTEL GEGEN NAGETIERE
HORA-Giftpaste, phosphidhaltig, amtlich anerkannt gegen Ratten und Wühlmäuse, besonders geeignet zum Auslegen von Giftködern an behördlich angeordneten Rattenkampftagen.
HORA-Giftpaste ist ein Starkgift von tödlicher Wirkung und kann, mit geeigneten Lockspeisen vermischt, allen Standortverhältnissen der Ratten und Wühlmäuse angepaßt werden, 80 Millionen Ratten gilt es zu vernichten!
HORA-Giftgetreide, phosphidhaltig, amtlich anerkannt gegen Feldmäuse. Besonders in mäusereichen Jahren muß eine planvolle Bekämpfung der Feldmäuse organisiert werden, denn Mäuse vernichten große Teile der Ernten!
HORA-Räucherverfahren dient zur Vernichtung von Feldmäusen, Wühlmäusen, Ratten, Hamstern und anderen in Höhlen und Gängen lebenden Schädlingen; auch Wespen, Hornissen und ähnliche Schadinsekten werden damit wirksam bekämpft. Die Räucherpatronen (Type Normal und Type Rapid) werden in Räucherapparaten abgebrannt, sind stets gebrauchsfertig und zünden, selbst bei starkem Wind, sofort! Für Menschen und Großtiere, auch für Wild, im Freien ungiftig! Bei starkem Feldmausbefall reichen 12 Patronen für 1 ha aus.
Diese Mitteilungen für Land- und Forstwirtschaft, Obst- und Gemüsebau, Veterinärmedizin und Geflügelzucht erscheinen in regelmäßigen Abständen in Fachzeitschriften und weisen im Hauptinserat auf unsere mittel hin.
VORRATSSCHUTZMITTEL
AGERMIN-Streupulver verhindert das Keimen von in Kellern und Mieten lagernden Speise- und Wirtschaftskartoffeln; diese halten sich bis zur nächsten Ernte frisch und prall und sind daher gut schälbar. Keine Nährstoffverluste, da der Kalorienwert bis zur Zeit des Verbrauches — und sei es bis zum Sommer bzw. Herbst — voll erhalten bleibt. AGERMIN sollte in jedem Haushalt verwendet werden!
REINIGUNGSMITTEL
PURBINA Reinigungsmittel für Haushalt, Industrie, Landwirtschaft, Molkereien, landwirtschaftliche Nebenbetriebe und sanitäre Anlagen. Es entfernt jegliche Verunreinigung und Verkrustung, auch Kesselstein, Milchstein usw., besonders aber Ablagerungen von harnsauren Salzen und anderen Ausscheidungen.
Tierarzneimittel
RÄUDOL- Einreibemittel
RÄUDOLAN- Bademittel
gegen Räudemilben und sonstiges Fellungeziefer an Haustieren. Große Tiefen- und Heilwirkung schon nach einmaliger Anwendung.
RÄUDOL- Einreibemittel
beseitigt die Kalkbeine des Geflügels.
PROMTAN
ein Desinfektionsmittel für alle Zwecke der Veterinärmedizin: zur Vorbeugung von Tierseuchen und zur ständigen Desinfektion des Viehes und der Stallungen.
AUS DEM WERK
Wir stellen als Beitrag zum Fünfjahrplan Dünge-, Pflanzenschutzmittel und Schädlingsbekämpfungsmittel her und helfen somit die Hektarerträge steigern.
DÜNGEMITTEL
SUPERPHOSPHAT der bekannte Phosphorsäure-Dünger für Landwirtschaft u. Gartenbau
MISCHDÜNGER in verschiedenen gangbaren Mischungen, wie Ammoniak-Superphosphate (A/S-Dünger) und AMSUPKA-Volldünger.
TIERARZNEI- UND DESINFEKTIONSMITTEL
RÄUDOL und RÄUDOLAN (Wirkstoff: Gamma-Hexachlorcyclohexan) sind hervorragend geeignet als Einreibe- bzw. Bademittel gegen Räudemilben und sonstiges Fellungeziefer an Haustieren. Große Tiefen- und Heilwirkung schon nach einmaliger Anwendung! Gesundheitszustand und Aussehen der Tiere bessern sich zusehends. Bei sachgemäßer Anwendung keine schädlichen Nebenwirkungen!
Kalkbeine des Geflügels heilen schnell und zuverlässig nach der Behandlung mit RÄUDOL.
STREU-MIANIN hochwertiges Trocken-Desinfektionsmittel mit stark keimtötender Wirkung gegen Seuchen und andere Krankheiten des Geflügels. Für Mensch und Tier unschädlich, da ungiftig! STREU-MIANIN hat einen angenehm erfrischenden Geruch, der das Wohlbefinden der Tiere steigert.
STREU-HEXAMIN Geflügel und andere Haustiere bleiben gesund und ungezieferfrei durch regelmäßige Anwendung von Streu-Hexamin! (Wirkstoff: Streu-Mianin + Gamma-Hexachlorcyclohexan.) Dieses Kombinationspräparat ist ein großer Fortschritt, der besonders in Seuchenzeiten und bei Ungezieferplagen gar nicht hoch genug eingeschätzt werden kann.
PROMTAN zur Desinfektion für alle Zwecke der Veterinärmedizin, zur Vorbeugung von Tierseuchen und zur Desinfektion des Viehes und der Stallungen bei Seuchen. Zur Großraumdesinfektion von Viehhallen, -märkten und -ausstellungen, Schlachthöfen, Fahrzeugen und Geräten.
SCHÄDLINGS-BEKÄMPFUNGSMITTEL GEGEN INSEKTEN
ARBITEX-Staub (Wirkstoff: Gamma-Hexachlorcyclohexan) ist ein hochwirksames Berührungs-, Fraß- und Atemgift, das den Kartoffelkäfer und alle anderen Schadinsekten in Land- und Forstwirtschaft, Obst- und Gemüsebau sicher vernichtet. ARBITEX ist für Menschen, Haustiere, Vögel und Pflanzen bei sachgemäßer Anwendung unschädlich. ARBITEX zum Schutze der Bienen nicht in Blüte stäuben!
KALKARSENSPRITZMITTEL „Fahlberg"
zur Vernichtung fressender Insekten in Land- und Forstwirtschaft und Gemüsebau, wie: Kartoffelkäfer, Rübenaaskäfer, Schildkäfer, Nonne, Obstmade, Raupen. Spritzbrühe: in 0,4%iger Spritzbrühe auf 100 l Wasser, wenn nicht Kartoffelkäfer-Abwehrdienst angeordnet. Vorsicht! Gift!

MIX
Papier | Fördert gute Waldnutzung
FSC® C083411

Zeitfracht Medien GmbH
Ferdinand-Jühlke-Straße 7
99095 Erfurt, Deutschland
produktsicherheit@kolibri360.de